KB057363

고혈압 알고보니
별것도
아니다
모든
질병의 원인이 하나이듯이
고혈압의 원인도 하나다
이원인을
알고 나면 평생 퇴치할 수 있다

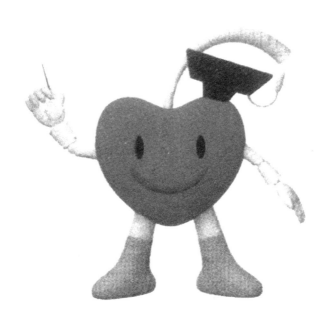

소리없는 살인자
고혈압 정복 가드라인

모든 질병의 원인이 하나이듯이 고혈압의 원인도 하나다 이원인을 알고 나면 평생 퇴치할 수 있다

건강한 생활을 영위하고자 하는 것은 인간 모두의 바램 일 것이다. 우리의 행복은 사람에 따라 그 기준이 다르지만 결국 기초는 건강에 있다고 할 것이다. 빠른 경제성장이 지속됨에 따라 생활 수준이 향상되고 복잡한 현대사회를 살아가면서 자신의 건강을 돌보는데에 소홀하기 쉽다. 고혈압은 "소리없는 살인자' 라고 불리울 만큼 무서운 병이기도 하다. 하지만 그 원인이 하나 이듯이 고혈압의 원인을 알고 나면 평생 관리 할 수 있다. 우리 인체는 자연 치유력있다.

이 자연 치유력을 일깨우는 하나의 방법이 바로 이 책속에 있다. 첫째 긍정적인 마음으로 자신감을 가지고 꾸준한 노력이 필요하다. 그리고 치료를 하면서 좋아짐을 느끼려고 마음을 가지고 좋게 느끼면 상당한 효과를 볼것이다. 이 책속에는 여러가지 치료 방법도 있지만, 특히 이 책에서 소개되는 기공법을 하루 20분씩 꾸준히 하면 어느새 건강을 되찾은 자신을 발견하게 될것이다.

저자 / 안상원

CONTENTS

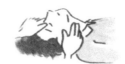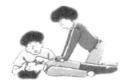

기분좋은 마음 기분좋은 건강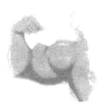

제2장 천기통 기공법으로 고혈압 정복

  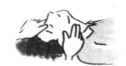 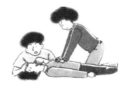

본책자 내용의 주요 모델들

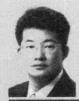

이승훈박사
고려대학원 이학박사
국제대학 생활체육학과 교수
대한민국 리더스아카데미원장
대도화랑무예협회 부회장

최정화 박사
단국대학교 체육학 박사
중요무형문화재 제92호 태평무장학이수자
대도화랑무예 얼쑤덩더쿵 전수자
(전) 카토릭대학교, 국제대학외 요가 강사

이현민
대체공학, 대체의학 강사, 침술 연구가카이로 프락틱 강사
자격증, 활법강사 자격증, 주나요법 자격증, 인체공학 강
사 자격증 스킨스쿠버 강사(NAUL) (SDD)
· 대도화랑무예협회 부산 종관장
· (주)스텝스 부산지부/ 경남지부 본부장

고혈압 알고보면 별것도 아니다

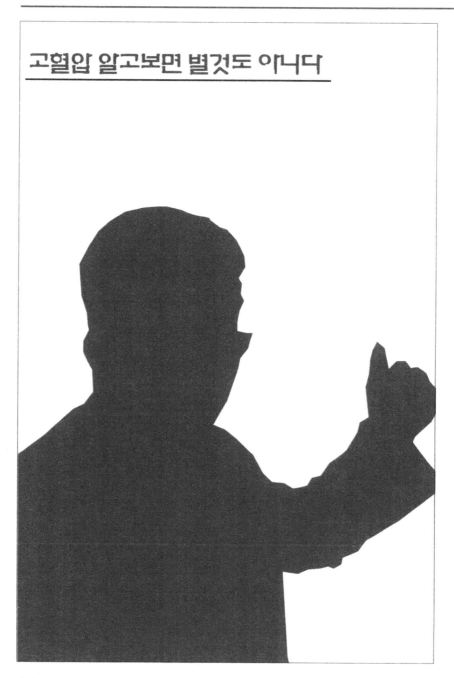

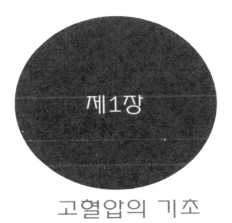

제1장

고혈압의 기초

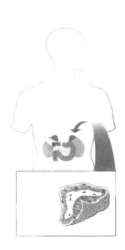

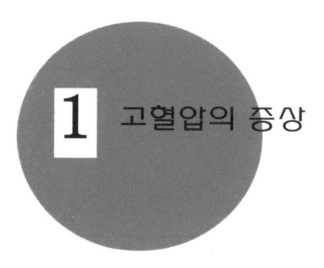

1 고혈압의 증상

고혈압이란 혈관내로 혈액이 순환할 때 받는 압력으로 혈압이 높게 되면 혈관이 손상되고 심장에 부담을 주게되어 뇌혈관 질환, 심장병, 신장질환 등 각종 성인병을 유발 시킬 수 있다. 전국민의 10명중 3명은 뇌쭐중으로 사망했다. 이 수치는 어떤 질병보다 높은 것인데, 뇌쭐중의 가장 중요한 원인이 고혈압이다.

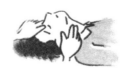
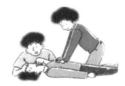

고혈압의 범위

심장이 수축할때 160mmHg 이상, 이완 할 때 95mmHg 이상 일때 고혈압으로 분류한다. 혈압은 하루에도 시간대, 활동상태, 감정상태에 따라 변동한다. 고혈압 초기에는 이런 혈압의 변동성이 심하여 단 한번의 측정만으로 고혈압을 판정 하는것은 옳지않다. 보통 혈압을 재기전에는 최소한 5분 이상 안정 시킨 다음 눕거나 편하게 앉아서 조심스럽게 2-3회 측정한다.

정 상	심장이 수축할때 139mmHg 이하
	심장이 이완할때　89mmHg이하
경계역	심장이 수축할때 140-159mmHg
	심장이 이완할때　90-94mmHg
고혈압	심장이 수축할때　　160mmHg
	심장이 이완할때　　95mmHg

고혈압의 구분과 발생원인

 고혈압은 크게 두가지로 나눌 수 있다. 본태성 고혈압과 속발성 고혈압으로 분류한다.

첫째 본태성 고혈압은 유전적 바탕위에 여러가지 후천적 위험 요인이 추가 됐을 때 발생하는 고혈압으로서 중년 이후에 성인병으로 문제되는 고혈압의 90% 이상이 이에 해당한다.

둘째 속발성 고혈압은 특정한 질병에 의해 발생하는 경우를 말하는데, 만성질환, 신혈관질환, 갈색세포종, 쿠싱증후군 등이 이에 속하는데 전체 고혈압 환자의 극히 일부에 해당한다.

고혈압의 증상

 속발성 고혈압은 원인질환을 치유 또는 제거하면 고혈압도 자연 치유 될 수 있으나, 본태성 고혈압은 치유할 수있는 원인질환이 없기 때문에 완전 치유 할 수 없으며 단지 예방, 치료 관리 함으로서 혈압을 정상범위 내에 머물게 하며, 고혈압의 피해를 방지 할 수 있을 뿐이다

  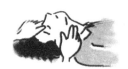 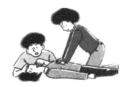

 본태성 고혈압과 관련된 몇가지 위험 요인이 잘 알려져 있는데, 여러가지 위험요인 중에서도 가장 기본적인 것은 고혈압이 될 유전적 소질이다. 가족중에 고혈압 환자가 있는 사람은 다른 위험요인이 추가 될 경우 고혈압이 발병 할 가능성이 높아진다.

 고혈압의 후천적 위험요인은 소금의 과다섭취, 과도한 스트레스, 체중과다, 알콜섭취 등이 있다. 소금성분인 나트륨은 체내에 수분을 잡아두는 성질이 있으며, 체내에 수분이 많으면 혈액량이 많아짐으로 혈압을 상승 시킨다.

 한편 소금 성분은 교감신경계 홀몬에 대한 혈관의 감수성을 높이는 역활을 하며, 사소한 자극에도 혈관이 과잉 반응을 하여 수축함으로서 혈압을 높이게 된다.

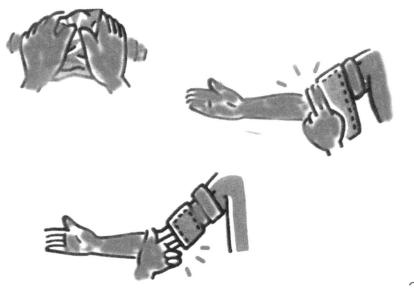

스트레스는 교감신경을 과잉 흥분 시키며 교감신경이 흥분하면 신경말단에서 아드레날린이라는 혈관을 수축 시키는 홀몬이 붐비되어 혈압을 상승 시킨다.

고혈압의 예방과 치료

또 한편 스트레스를 받으면 자극이 강한 음식을 선호하게되며 그 과정에서 짠음식을 많이 섭취하게되어 소금에 과다섭취로 인해 혈압상승 과정을 되풀이하게 된다.

이와 같이 고혈압 소질의 유전, 과다한 소금섭취, 스트레스 등 세가지 위험요인은 고혈압 발생의 3대요인이며 과다한 소금섭취와 스트레스는 서로 혈압상승을 부추기는 역활을 하여 시간이 갈 수록 더욱 고혈압을 악화 시키게 된다. 비만한 사람, 술을 과음하는 사람도 고혈압이 되기쉽다. 노령이 되어 갈 수록 혈압이 서서히 혈압이 높아지는데 이는 동맥벽의 탄력성이 감소하기 때문이다.

고혈압이 있어도 그 증상은 있을 수도 있고, 없을 수도 있다. 따라서 고혈압의 유무는 혈압을 측정해 보기 전에는 알 수가 없다. 증상이 있는 경우라도 증상의

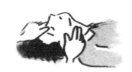
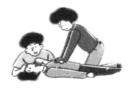

경중은 고혈압의 정도와는 상관이 없다.

고혈압의 증상으로 대표적인 것은 아침에 일어났을 때 목덜미와 후두부가 뻣뻣하고 아프면 시간이 지날수록 이 고통이 경감하여 낮에는 고통을 잊게되는 것이다. 막연히 머리가 무겁고 괴롭기도 하다, 전에는 힘든 줄 모르던 운동이나 일을 할때 숨이 많이 차고 가슴이 두근 거린다, 운동 후에 숨찬 증상이 갈아 앉지 않고 오래 지속된다, 따라서 35세 이상의 성인은 주기적으로 매년 1회 이상 혈압을 측정해 보아야 한다

그 뿐만 아니라 가족중에 고혈압 환자가 있거나 비만한 사람, 기타 고혈압의 위험 요소를 갖고 있는 사람은 더욱 자주 주의를 기우려 혈압을 측정하여야 한다

고혈압의 정도가 심한 환자는 비교적 짧은 기간에 망막 출현에 의한 시력감퇴, 심부전증, 뇌출혈 등의 합병증을 일으키게 되며, 고혈압의 정도가 가볍거나 불완전한 사람은 오랜 세월이 흐른 다음 뇌경색, 협심증, 심근경색증, 간헐성 파행증 등 동맥경화성 합병증을 일으키게 된다.

고혈압 방지의 준수사항

고혈압의 예방법은 고혈압 발생에 기여하는 여러 위험 요소를 제거하는 것이며 이미 고혈압 발생 환자도 지켜야 할 준수사항이다.

첫째, 식염 섭취를 줄여야 한다.

둘째, 과도한 스트레스를 피하고, 적절한 휴식을 취해야 한다.

셋째, 적정체중을 유지하고 규칙적인 운동을 해야하한다.

넷째, 흡연, 과음을 삼가야 한다.

현재 고혈압이 아니더라도 혈압을 수시로 체크해야 하며, 최저혈압이 105mmHg 이상인 사람은 생활습관의 개선은 물론 의사의 진단을 받아 약물치료를 병행해야 하는데, 지속적으로 치료해야 함으로 환자 개인의 특성에 맞춰 부작용이 적은 약물을 선택하는것이 필요하다. 또한 혈압이 정상으로 되돌아 오거나 증상이 좋아진다 해도, 고혈압은 일생동안 지속적으로 치료해야 되기 때문에 환자 스스로 약물을 중단하는 것은 옳지 않다.

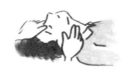
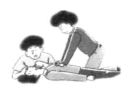

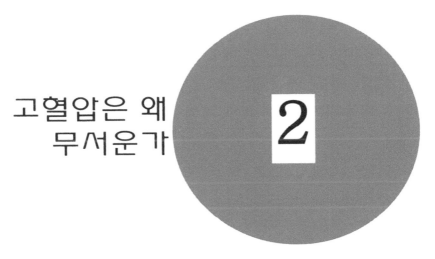

고혈압은 왜 무서운가

2

혈압의 정체를 알아보자

인간의 체내에는 순환하는 혈관이 있는데 그 곳에서 혈액을 순조롭게 흐르게 하기 위하여 항상 압력이 가해지고 있다. 이렇게 혈액을 안에서 혈관벽으로 가하는 압력을 혈압이라고 한다. 왼쪽 가슴에 손을 얹어보면 두근 두근하는 것을 느낄 수가 있다. 이렇게 움직이는 것이 심장에서 혈압을 만들어 내는 원인인 것이다. 이 심장은 우심방, 좌심방, 우심실, 좌심실로 4개의 공간으로 나누워져 있다. 심장이 급격히 좁아지면 좌심실 부터 혈액이 몸으로 송출된다. 혈관은 유입된 혈액에 의해서 넓어진다.

25

이때 혈관에 높은 압력이 가해지게 된다. 이것을 수축기혈압(최대혈압, 최고혈압)이라고 한다. 심장이 부풀어 오르면 체내로 부터 우심방에 혈액이 흡수되게 한다. 이때 높은 압력에 눌려 넓혀진 혈관은 원형으로 되돌려지며, 혈관에 미치는 압력은 약하게 된다. 이러한 혈압을 확장기 혈압(최저혈압, 최소혈압)이라고 한다. 그래서 심장의 수축과 확장은 쉬지않고 계속 반복되게 되는 것이다.

심장의 움직임

심장의 크기는 사람이 꽉쥔 큰손 정도이며 무게는 200-300 그람 정도다. 그리고 1회 수축에 뿜어내는 혈액의 송출량은 70-100미리리터다. 성인의 안정시 평균 박동수는 1분간 70회이며 약 4.9-7리터의 혈액을 송출해 낸다. 1일 8톤을 송출해 내는데 이것은 아프리카 코끼리의 무게와 같다. 이렇게 조그마한 심장이 8톤의 혈액을 뿜어내면서 큰 일을 하고 있으니 대단한 썬파워 임에 틀림없다.

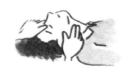
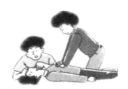

심장.혈관과 혈액의 흐름

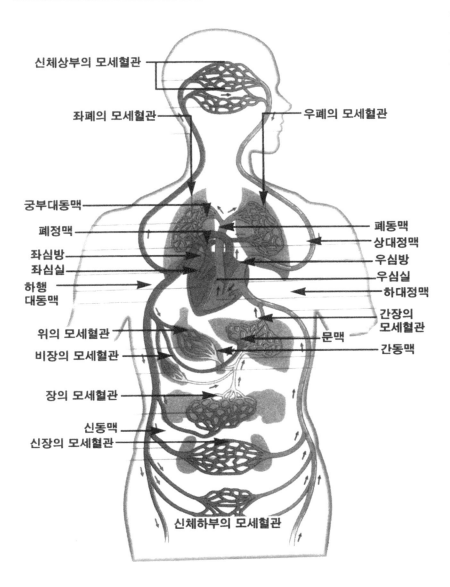

신체상부의 모세혈관

좌폐의 모세혈관

우폐의 모세혈관

궁부대동맥

폐정맥

좌심방

좌심실

하행
대동맥

폐동맥

상대정맥

우심방

우심실

하대정맥

위의 모세혈관

비장의 모세혈관

간장의
모세혈관

문맥

간동맥

장의 모세혈관

신동맥

신장의 모세혈관

신체하부의 모세혈관

혈압은 왜 올라 가는가
혈압을 올리는 원인

혈압을 잘 활동하게 하는 요소중, 중요한 것이 심박출량(심장이 1분간 송출하는 혈액량)과 혈액이 흐르는 영역으로 말초혈관의 저항이다. 심박출량을 증가시키는데는 심장은 강한힘으로 혈액을 송출하지 않으면 안된다. 혈액이 강력한 힘으로 들어오고 나가게 되면 혈관의 압력이 높아지게 된다. 혈액의 흐름에 따라 혈관의 저항이 매우 크게 됨으로, 이것도 혈압의 상승을 크게 만들게 된다. 그렇다면 혈관의 저항을 쾌적하게 만들려면 어떻게 하여야 할까?. 무엇보다 중요한것은 혈관의 탄력과 내공의 넓어짐이다. 결국 혈관의 탄력을 잃어 버리면 혈관의 내공이 좁아지면서 혈압이 높아지게된다. 특히 혈압상승의 영향을 주는 것이 좁은 혈관에 있는 미세혈관의 저항 때문이다. 물론 큰동맥도 탄력이 없어지며 내공이 좁아지면서 혈압을 상승하는데 영향을 주게 된다.

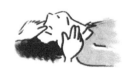
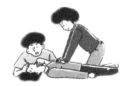

혈압을 조절하는 신경

우리들의 몸은, 운동 등으로 혈액이 필요할 때 자동적으로 심박수가 높아지며 심박출량이 많아진다. 수면시에는 혈액량이 적어지면서 심박출량이 감소한다. 이렇게 심장이 자동적으로 변화하는 것은 신경에 의하여 콘트롤 하게되며, 혈관의 수축과 확장도 신경에 의해 콘트롤 되는 것이다. 교감신경이 긴장하면 심박출량이 증가 할때 말초혈관이 수축된다. 그래서 혈압이 상승한다. 교감신경이 이완되면, 반대의 현상이 일어나 혈압이 내려간다.

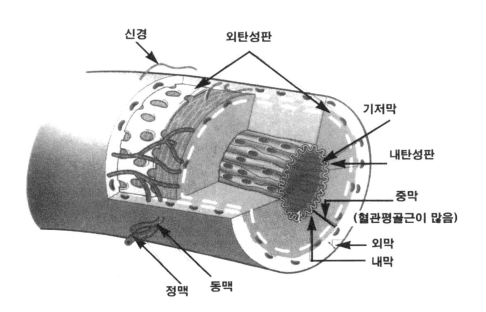

29

이 교감신경의 운동을 제어 할 수 있는 것은 뇌의 시상하부와 연수다. 중심적인 역활을 할 수있게 하는 것은 연수에 있는 혈관 운동중구이다. 또한 혈관벽에는 혈압의 변화를 감지하는 센서 역활을 하기도 하여 혈압을 낮추기도, 높이기도 한다. 이 정보를 가지고 혈관 운동중구를 높일것인가, 낮힐것인가를 판단해 심장과 혈관에 전달하게된다. 뇌동맥에는 산소 농도와 이산화탄소 농도를 감지하는 수용체도 있다. 그 정보를 연수에 있는 호흡중구와 순환중구에 전하며 폐, 심장에 호흡 심박수를 높이게 되며, 낮아지게 하는 명령을 내린다. 이것도 혈압의 영향을 받게된다.

혈압을 올리게 작용 하는 물질

식물뿐만이 아니라, 체내에서 생성되는 물질중에도 혈압 상승작용을 하는 물질이 있다.

안죠테이션2(A2)

비상시에 강력한 승압작용이 있는 페프트로, 안조테이션, 효소, 호로몬등 일연의 시스템 안에서 움직이고 있다. 레닝, 안죠테이션계와 신장을 중심으로 하는 대

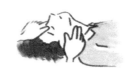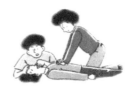

사다.

 우선 신장부터 레닝이라는 단백효소가 분비되며, 이것이 주동이되어 간장에 쓰이는 안죠테이시노겐이라는 단백질이 움직이게 됨으로 안죠테이션 1이 만들어진다. 안죠테이션 변환효소가 움직이므로 안죠테이션 2에 변화 할 때 이것이 혈관을 수축 시켜서 혈압을 높이게 된다. 또한 알트스테론의 분비를 촉진하므로 혈압을 상승 시킨다. 알트스테론은 부산피질로 부터 분해되는 호로몬에 나트리움을 체내에 저축하고 체액량을 번식 시키는 작용을 한다.

아드레나린과 노르아드레나린

 어느것이나 부신수질 부터 분비되고, 흥분되면 스트레스를 받게 된다던지 번식하는 호로몬에 승압작용을 한다. 교감신경의 말단에서 분비되며, 혈관벽에 있는 노르아드레나린의 리셉타도 결합하여 혈관을 수축 시킨다.

바소프레신

뇌하수체부터 분비하고 있는 항이뇨호르몬으로 신장에 수분을 재흡수 촉진시키고, 체내의 순환 혈액량을 증가시켜, 가느다란 동맥을 수축시켜서 혈압을 상승시킨다.

멘트세링

혈관의 제일 안쪽에 있는 내피세포 부터 분비되고 강력한 승압작용이 있으나, 그 움직임은 완전하게 해명되고 있지않다. 고혈압에 있어 장기 장애는 쇼크를 받게 되었을 때에 방어 반응으로서 승압에 관계되는 것이다.

프토스탁 그란테인

체내에 여러가지 생리 작용을 갖는 지방산의 그룹 가운데 토론보기상 A2와 혈관의 내피세포부터 분비하며, 혈관을 수축시킨다. 프로스타 그란테인 속에는 강압(혈관의 하강)에 관계되는 것도 있다.

혈압을 올리고, 내리게 하는 물질

키닌

키닌은 펩티드의 하나다. 이 모체에 있는 키니노겐에 칼리크레인 이라는 효소,(기닌의 일종)가 움직임으로

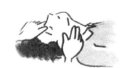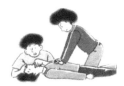

브래디 키닌이다. 이것이 혈관을 확장 시켜서 혈압을 내리게 하는 작용을 하는 프로스타 그란테인을 만드는 과정에도 관계가 되고 있다.

나토리움이뇨페프트

심방부터 분비되는 형태로 가슴부터 분비하는 형태가 있다. 신장의 나트리움 배의 촉진, 알도스트론의 설분비억제, 중추신경에 식염섭취의 억제, 혈관수축의 억제 등 움직이는데 여러가지 작용이 있다.

아돌노메테유링

여러가지의 장기에 분포데 있다. 특히 부신수질에 많이 있다. 이 움직임은 완전하지는 않으나 장시간 지속하는 혈관 확장 작용을 하는 강력한 이뇨작용이 있다. 이것 이외에도 알도스테론과 엔토세린의 분비 억제에도 많은 작용이 해명되고 있다. 프로아드레노메드린, N타미날20페프지트라고 하는 같은 물질이 아토레노메듀린과 협조해서 강압 작용을 하고 있다.

일산화질소

혈관 피부세포부터 나오는 일산화질소는 혈관을 확장시킨다. 혈관 저항에 조절에 관계가 있으며, 기체 같은 리셉타는 제한없이 빠르게 작용한다. 그리고 작용 시간을 단축하는 것이 특징이다.

프로스타글라딘

강압작용이 있는 프로스타 글라딘이라고 하는 2종류가 있다. 하나는 신장수질이 있고, 나트륨과 물의 세척을 촉진하며 혈관벽에많이 함유되어 있는 프로스타글라딘I_2에 이것도 혈관을 확장하는데 작용한다.

승압 강압작용을 함께 갖는 물질

지기타리스

강심제의 원료로 쓰이는 지기타리스라는 독초와 같은 물질이 인체내에서 생성되며, 승압에도 강압에도 관계되고 있다. 예를 들어 혈관의 평활근 세포 움직임을 저해하는 작용은 승압을 하고, 심장의 모세혈관에 움직임은 나트륨의 재흡수를 억제하므로 강압에 결부된다.

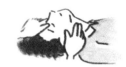
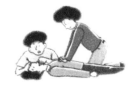

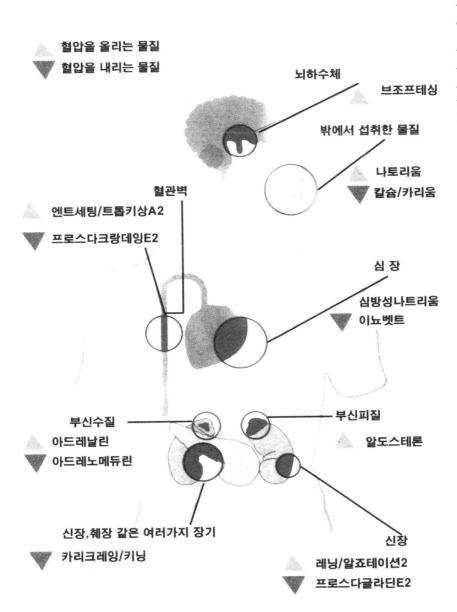

▲ 혈압을 올리는 물질
▼ 혈압을 내리는 물질

뇌하수체

▲ 브조프테싱

밖에서 섭취한 물질

▲ 나토리움
▼ 칼슘/카리움

혈관벽

▲ 엔트세팅/트롭키상A2

▼ 프로스다크랑데잉E2

심 장

심방성나트리움
▼ 이뉴벳트

부신수질

▲ 아드레날린
▼ 아드레노메듀린

부신피질

▲ 알도스테론

신장,췌장 같은 여러가지 장기

▼ 카리크레닝/키닝

신장

▲ 레닝/알죠테이션2
▼ 프로스다글라딘E2

35

나트륨과 혈압의 관계

식염의 주성분인 나트륨에는 혈압을 높이는 작용이 있다. 나트륨은 인체내에서 세포 밖에 있는 액체에 많이 붙어 있고, 세포내의 액체에는 가리움을 함유하고 있다. 이것을 세포내와 밖에 산, 알카리의 조절과 근육의 움직임이 정상적으로 세포내외서 균형을 잡아주는 역활을 한다.

예를들면 식염이 받아들여진 세포내에도 나트륨이 많아진다. 이때 세포막에 설치되어있는 나트륨, 카리움 전용출입구 부터 세포내의 나트륨을 내보내어 바뀌는 세포외에 있는 카리움을 들어가게 한다. 세포외에 빠져나간 염분의 나트륨은 방귀로 배세 시킨다. 신장의 나트륨 배세기능이 완활하게 움직이지 않는 사람에게는 나트륨을 십분 배설하면, 나트륨 과잉 상태에 달한다. 그래서 몸에는 항상성을 보호함으로 움직임 있는 나트륨 농도를 일정하게 유지하게 하며, 수분이 몸으로 나가게 되는 것과는 다르다. 결국 체액이 많아지게 됨으로 목이 마르게되어 물을 마시게된다. 이 경우 체액을 많게 함으로 혈압을 상승하게 만든다. 신장의 배세 기능에는 체질적인 유전이 관계됨으로

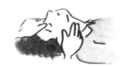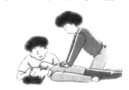

식염을 많이 섭취해도 혈압이 상승되는 사람과 상승
되지 않는 사람이 있다. 세포내의 나트륨, 칼슘이 많
아지면 혈관이 수축하는데, 이것도 혈압상승이 되게
만든다.

가리움.칼슘과 혈압의 관계

가리움과 나트륨은 서로 같은 작용에 따라 사라지게
하려는 길항관계에 있다, 고혈압 환자의 체내에는 카
리움,나트륨의 배세를 촉진한다. 그래서 혈관을 확장
하기도 하고, 교감신경계와 레닌의 분비를 억제하는
작용도 한다. 칼슘과 나트륨도 길항관계에 있으며 새
로 재호흡을 방해한다.

혈압은 변동하고 있다.

　혈압은 연령, 온도, 스트레스 같은 여러가지 여건에
의해 변화한다. 하루중에도 잠자는 시간에는 낮고, 활
동하는 시간에는 높아진다. 그러나 나이를 먹으면 수
면중에 혈압이 내려가는 것이 서로 달라진다. 본능성
고혈압으로서 유전적인 고혈압이 있는 사람과 뇌혈
관장애에 있는 사람은 수면중에도　혈압이 내려가지
않는 사람도 있다.

교감신경

 내장과 신장같은 것이며 본인의 의지와 관계없이 반응하는 기관, 자율신경 이라고도 한다.

시상하부의 연수

시상하부는 뇌의 한곳에 있는 간뇌라 불리며, 아래 부분의 자율신경의중구의 위치에 있다. 여기에 생명을 유지하는 곳으로 중요한 부분이다. 연수는 뇌의 제일 밑에 있으며 반사중추가 있다.

리셉타(수용체)

세포내에 있는 화학 전달 물질 (신경 활동 정보전달 화학물질) 호르몬 같은 특정물질과 결합, 정보를 세포내에 전달하는 창구다.

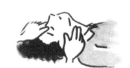

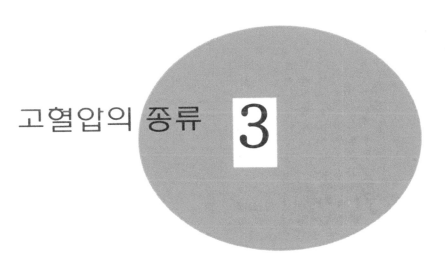

고혈압의 종류 3

고혈압 전체의 9할 이상은 유전인자나 환경요인에 의하여 발생하는 본태성 고혈압. 혈압의 높이 올라감에 따라 합병증에 정도의 차이가 있을 수 있다.

본태성 고혈압

심장성고혈압, 심혈관성고혈압

 주로 신염 같은 것이 원인이되어 신장기능을 저하해서 일어나는 것을 신장성고혈압, 신장에 혈액을 보내고 있는 동맥의 혈관이 좁아졌을 때 일어나는 것이 신혈관성고혈압이다

2차성 고혈압중에 가장 많은 것이 신장성고혈압, 두 번째 많은 것이 신혈관성고혈압이다. 어느것이든 신장에 이상이 생겨 일어나는 병이다.

신장성 고혈압은 주로 신장염과 신우신염을 원인으로 찾아오는 것이다. 신장염은 계구체의 염증의 원인으로 오줌을 만들며, 기능이 저하되는 병이다. 계구체는 모세혈관이 모여 있기 때문에 이렇게 불리우고 있다. 신장내의 요세관과 같이 오줌을 만들어 보내는 움직임을 하는 곳이다. 여기에 염증이 일어나는 것이 신장염으로 급성신장염은 용연균, 감염증의 다음가는 일종의 알레르기 반응으로서 일어나는 수가 많다. 증상은 부어오름, 오줌은 조금씩 나온다. 하얀오줌은 고혈압 같은 것이므로 고혈압을 동반하는 수가 있다. 만성신장염은 뇨(하얀오줌), 혈, 실사, 같은 곳에 발견되는 사례가 많다. 뇨는 장기간 지속된다. 혈압은 최초에는 높지 않으나 진행하는데 따라서 올라간다. 항생물질은 의사의 지시에 따라야 한다. 신혈관성고혈압은 신장동맥의 동맥경화와 근선추같은 것을 증식해

  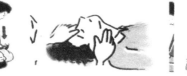 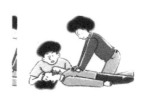

서 혈관이 좁혀짐으로서 일어나는 것이다.

대동맥염증증후군에는 염증이 있는 쪽의 맥이 서로 다르게된다. 한쪽의 신장동맥이 좁아지게 된다면 레닌 분비가 불어난다.

신혈관성고혈압에는 혈액검사로서 레닌의 측정, 정맥과 동맥에서 조형제를 넣어서 촬영한다. 그 결과 경피경관적 혈관혈성술(PTA)와 같은 치료가 행하게 된다.

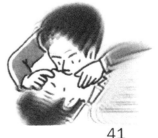

41

신장의 조직

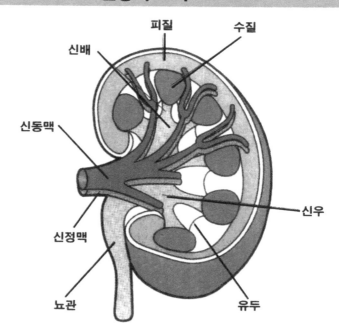

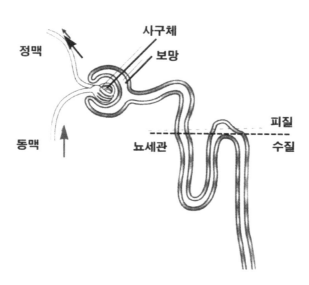

내분비성 고혈압

부신피질은 부신수질로 부터 분비되는 호르몬의 이상이 있어서 일어나게 된다. 중요한 것으로는 원발성 알도스테돈증, 굳쇼크증후군, 갈색세포증이 주어진다. 부신피질의 이상으로 증식하는것,(과형석)에 따라서, 알도스테론이 과승으로 분비하는 것을 원발성 알도스테론증이라고 한다. 알도스테론은 부신피질로 부터 분비되고 있다. 신장의 요세관 부터 나트륨을 재

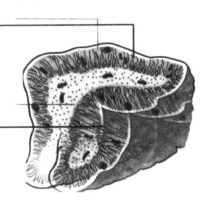

피질
부신피질 호르몬
0.알도스테론
0.당질코르티졸와 같은

수질
부신수질호르몬
0.아드레날린
0.노아드레날린

흡수하고 카리움을 내보내는 작용이 있다. 그러므로 알도스테돈의 분비량이 늘어나면 혈압이 상승한다. CT검사, 신지크라프이, 초음파검사 같은 화상진단과 부신정맥에 카테텔을 넣어서 채혈한다. 알도스테론의

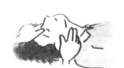
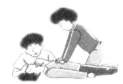

양을 측정하기도 한다.

부신의 위치와 분비되는 호르몬

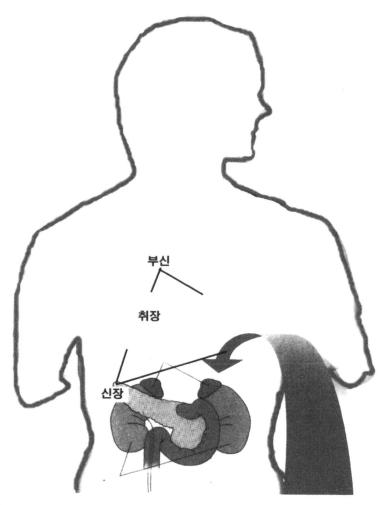

부신

취장

신장

증상은 피로하기쉽고, 비만 얼굴이 만월 같이 둥굴게 된다. 그리고 수족의 근육이 가늘어진다. 당질콜지코 이트에 오줌중에 대사물을 측정, 부신정맥조형, 혈관 조형 같은 것에 검사를 행한다. 부신수질에서 분비하 는 아트레나링,놀아트레나링등이 과잉으로 분비되는 것으로 일어난다. 갈색세포증에도 혈압이 상승된다. 돌연기의 움직임, 냉과 땀 같은 증상 때문에 혈압이 올라 간다. 혈중과 뇨중에 CT검사, 초음파검사, 혈관 조형 같은 것을 행한다. 수술로 종양이 제거되면 완치 되지만 완치가 되지 않았을때에는 항암약으로 치료 한다.

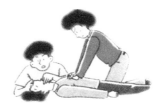

대혈관 질환에 의한 고혈압

심장에는 심실과 심방의 사이, 심실과 심방의 혈관 사이에 혈액이 역류하지 않게 판이 걸려 있다. 좌심실과 대동맥 사이에도 대동맥판이 있다. 이 판은 심장부터 혈액이 심장에 강하게 들어오면 닫혀지고 폐쇄가 완전하지 못했을 때는 동맥혈이 심장쪽으로 역류하게 되므로, 그때 심장은 여분에 혈액을 보내지 않으면 안된다. 혈압이 높아짐으로 좌심실에 혈액이 강할 때는 혈압은 낮아진다. 그럼으로 수축기혈압이 높고, 확장기 혈압은 낮아진다. 대동맥판폐쇄부전증은 류머티스성의 심내막염, 해독, 대동맥염증중후군 같은 것도 원인이 되고 있다. 나이가 들면 나타나는 동맥경화가 원인이 되어 잘 일어나게 된다. 따라서 대동맥판폐쇄부전에 있어 고혈압은 나이가 들수록 자주 보이게 된다. 청진기를 대면 심잡음이 들린다. 초음파 검사에 있어서 진단을 계속한다. 강심약, 이뇨약, 같은 것으로 치료를 하고 변화된 대동맥판을 인공판으로 변화시켜 수술을 하는 수도 있다. 소생된 대동맥의 일부가 가늘게된 병기를 대동맥축돌증이다. 혈압과 혈관의

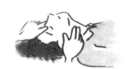
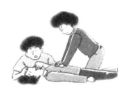

가는 곳 까지 높고, 그 곳 부터 먼저 낮아진다. 본래 팔의 혈압은 높고 발의 혈압은 낮아진다. 이 병기는 가느다란 곳 부터 먼저 혈액이 없어지므로 말단의 혈행불량이 일어난다. 다리의 발육이 악화하는 수도 있다. 청진기를 대면 심잡음이 들린다. 혈관조형검사로서 진단하게 된다. 수술이 진행하게 되면 경피경관적혈관 수술(PTA)로 치료 할때도 있다.

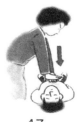

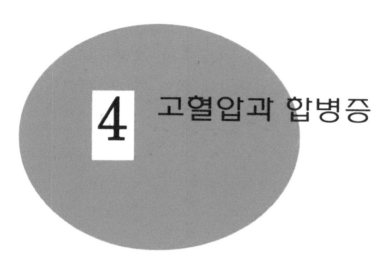

4 고혈압과 합병증

 뇌출혈

고혈압의 합병증 가운데에도 최대의 관계과 깊은 것
은 뇌혈관장애다. 그 대표적인 것이 뇌졸중이며 뇌 내
출혈, 거미막하출혈, 뇌경색이 있다

 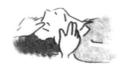 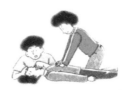

뇌출혈은 뇌의 세동맥이 동맥경화 때문에 고혈압이
라는 것으로 끌려가게 되는데 터져서 출혈하게 되는
것이다. 뇌의 동맥 경화의 원인은 동맥의 노화와 고혈
압이다. 특히 출혈이 쉽게 뇌동맥에서 지분이 말라버
린 아통지 가지치기라고 불리운 좁은 혈관이다. 두꺼
운 동맥에서 갑자기 좁은 동맥으로 되면 혈압에 영향
을 받기쉽다. 그러므로 혈관벽이 죽어버린다. 이것이
동맥류라 하는 유를 만들어 낸다. 이 유는 아주 작은
것이므로 터져서 출혈을 일으키게된다. 뇌출혈은 갑
자기 의식을 잃는다던가. 몸의 한쪽의 마비가 일어난
다. 수족의 떨림과 두통과 구토 같은 것이 일어나는
수도 있다. 출혈이 일어난 장소와 양에 따라 결과과
어찌 변하는 가? 의식장애가 가벼울 때는 정상적으로
될 수 있는 가망성이 높다. 그러나 한쪽 마비와 언어
의 장해가 심할 때는 일상생활에 지장이 될수도 있다.
치료로서는 뇌압강화약. 지혈약. 강압약. 뇌의 대사를
활발하게 하는 뇌대사부활약을 투여 하거나 수술을
하는 경우도 있다. 또 마비가 온 곳에 기능을 회복 시
키려면 하비리테이션이 필요하다.

거미막하출혈

중대한 뇌는 두유골과 수막이라는 막으로 감싸여 보호 받고 있다. 수막은 위로 부터 차례대로 경막, 거미막, 연막의, 3층으로 막이 되어있다. 여러가지 막의 사이에는 혈관이 뛰고 있다. 거미막과 경막사이를 거미막하공이라 하며 여기에는 수액이라는 액체가 꽉 차여 있다. 거미막하출혈에는 원인이 혈관이 잘려서 거미막하공으로 출현한 것을 말한다. 거미막하출혈이 많음은 뇌동,정맥의 기형과 뇌동맥의 분리가 눈앞에 온 동맥류라는 유가 파열될 때 일어나는 현상이다. 뇌동정맥기형에 있어서 출혈은 주로 아픈 사람에게 일어난다. 고혈압과의 관계는 없으나 동맥류의 파열에 있어서 출혈은 40대에 많다. 거미막하출현은 일어나고, 돌연의 심한 두통, 심한 구토가 일어나는 것이 특징이다. 두통은 특히 후두부에 일어난다. 다량의 출혈이 일어나고 급속히 의식이 없어지는 수도 있다.

  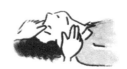 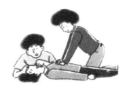

부신의 위치와 분비되는 호르몬

거미막하강의 단면도

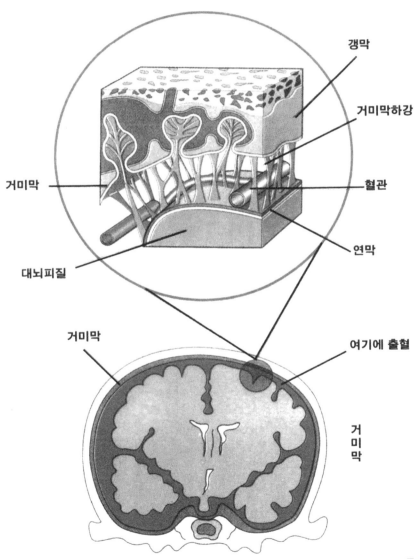

갱막

거미막하강

혈관

거미막

대뇌피질

연막

거미막

여기에 출혈

거미막

CT스캔과 뇌혈관촬영을 해야한다.

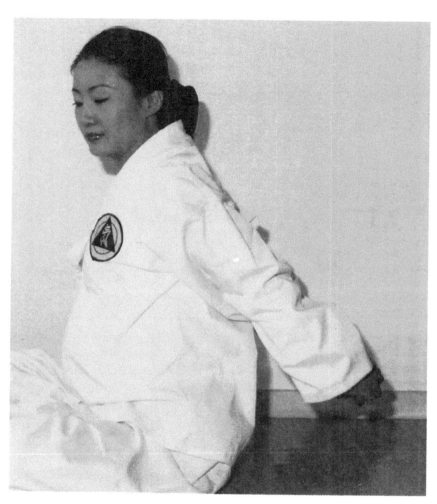

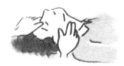
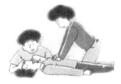

뇌경색

뇌의 동맥에 동맥경화가 일어 날 수 있는 곳에 혈전 같은 길이 모인 혈류가 끊어지는 병이다. 한쪽마비와 언어가 막히며 돌연히 일어나기 어려운 병이다. 제일 먼저 갑자기 발작이 일어나는 경우도 있다.

　뇌의 굵은 동맥도 동맥경화를 일으키기도 한다. 여기에는 콜레스톨 같은 지방이 침착한 죽상동맥경화(아테롬경화)라고 불리는 동맥경화가 일어난다. 뇌동맥의 죽상경화에 있어서 혈관의 내공이 좁아진다. 여기에 혈전이 흘러 모여들어, 그 곳에서 먼저 혈액이 흐르지 못해서 괴사하고 만다. 이것이 뇌혈전이다. 뇌경색에는 심장병 같은 것 때문에 심장에 혈전과 뇌의 혈관에 모여들어 일어나는 뇌경색도 있지만 이것은 고혈압과 동맥경화와 직접 관계는 없다. 뇌경색은 밤중에 어느 한쪽이 마비되는 현상이며, 단독마비라 말하기도 한다. 시야의 일부가 안보이는 현상이 돌연히 나타나는 수도 있고, 죽상동맥경화는 혈중의 지방이 많아 고지혈증의 사람에게 일어나기 쉽기 때문에 고혈압이 있으면 동맥경화에 걸릴 확률이 크다. 혈압을 내리게 되면 혈액의 흐름이 따스함을 느끼게 해줌으로

급할 때에는 항압약은 사용하지 않도록 한다. 또한 일
과성뇌허혈성발작(TIA)라 하여 편마비, 단마비, 말
이 헝크러져서 풀 수가 없으며, 물건을 들었다 떨어뜨
리는 발작이 일시적으로 일어나는 수도 있다. 이것은
혈류의 끊기는 일시적인 현상으로 뇌경색의 빗나감
이므로 필히 의사의 진찰을 받도록한다. 보통은 헤파
링이라는 혈액의 응고를 방지하는 약과 아스피린, 지
크로피진, 같은 혈소판 응집 억제약으로 치료를 한다.
그리고 경피경관적T관형성술(PAT)로치료할 때도
있다.

  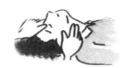 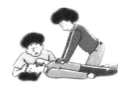

부신의 위치와 분비되는 호르몬

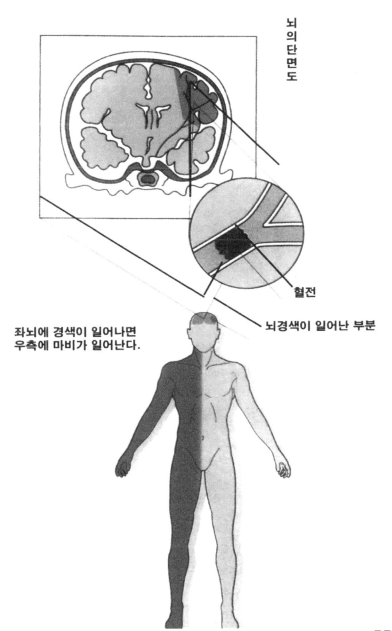

뇌의 단면도

혈전

뇌경색이 일어난 부분

**좌뇌에 경색이 일어나면
우측에 마비가 일어난다.**

55

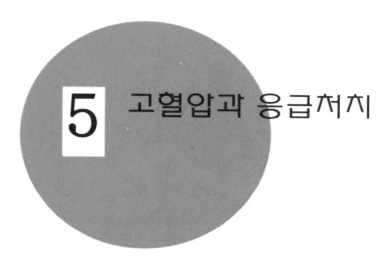

5 고혈압과 응급처치

뇌졸중과 심장병이 발작을 일으켰을때 응급처치

 심장과 폐가 정지 했을때, 뇌의 혈유가 3분이상 정지
했을때, 그 후 심장이 뛰고 있더라도 뇌사상태 될 가
능성이 높아진다. 응급처치를 열심히 생각하여 실행
하도록 한다.

  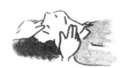 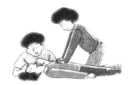

(1) 큰소리로 사람을 불러 지원을 요청한다.

(2) 한사람은 구급차를 부른다. 또 한사람은 의식을 확인한다. 손을 잡아도 잡은 반응이없고 호흡을 불어 넣어도 반응이 나타나지 않을 때는 의식도 상실 한것으로 보아야 한다..

(3) 기도를 확보해라.

의식을 잃었을때 활기가 떨어지고 기도가 막힌다. 반듯하게 침대에 눕히고 한손으로 머리를 뒷편으로 넘긴다. 또 한쪽 손으로 머리를 잡고 위로 추켜든다. 베개가 손 가까이 있을 때는 어깨 밑에 넣어준다. 머리밑에 넣는 것은 금물이다. 기도가 좁아졌을때, 입안에 이물질이 있을 때는 제거 해야한다.

(4) 호흡을 확인 한다.

입은 코에 대고 손은 귀에 대고 호흡을 하는가 확인한다. 기도를 확보 하고도 호흡을 하지 않을 때에는 목구멍에 이물질이 막혀 있을 가능성이 높다. 몸을 옆으로 눕히고 등 가운데를 편 손바닥으로 힘있게 두드려 준다.

(5) 호흡이 멈췄을 때는 인공호흡을 시도하여 기도를 확보 했을 때 목에 받쳤던 손의 손가락으로 입을 벌리고 10분간 빨아준다. 그리고 입으로 부터 공기를 불어넣어 준다. 2-3초간 조용히 불어 넣어 준다.

폐가 벌어졌나 확인한다. 말할것없이 손가락을 코에
서 떼어놓는다. 호흡를 하고 있는가 확인 한다. 공기
를 불어 넣어 준 것이 가슴이 아니고 배에 있어서 위
의 안으로 들어 간 것으로 생각된다. 배를 누르고 공
기를 빼주어야 한다. 2회 부터 1초- 1.5초 , 5초 간
격으로 배를 눌러 공기를 빼주어야 한다.

(6) 머리의 양측에 있는 경동맥, 다리에 붙은 뿌리에
있는 대퇴동맥에 손가락을 대어 맥이 뛰지 않을 때는
심장이 정지되었을 가능성이 높다.

 바로 주먹으로 15Cm 높이 정도에서 흉골의 한 가운
데를 2-3회 힘있게 두드려 준다. 힘 있는 사람이 응
급처치를 하고 있을 때는 최대한의 힘으로 1/2 정도
그렇지 않은 사람은 마음 굳게 먹고 힘껏 두드린다.

 (7) 가슴을 두둘겨도 맥이 뛰지 않을 때는 심폐소생
법을 해야 한다.

 머리를 움직이지 않게하고 딱딱한 침상위에 안정되
게 눕혀 놓는다. 한 사람이 응급처치를 할 때는 뒤에
서 껴안고 운반을 해야 한다. 우선 양손의 무계로 아
래쪽의 손 밑바닥으로 흉골의 상단부터 2/3 정도의

  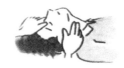 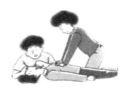

위치에 수직으로 누른다. 흉골의 아래쪽에 있는 검상
돌기와 그 밑에 급소는 누르지 않게 해야 한다.

속도는 1분간 60-80회 누른다. 힘은 흉골 3-4 Cm
깊이 정도 눈 대중으로 실시한다.

2명일 경우에는 1명이 인공호흡을 하면 또 한 사람은
심장맛사지를 5회 실시한다.

심장 마사지와 인공호흡을 10회 실행한다.

가슴이 부풀어 오르는가 맥박이 뛰는가를 확인 하면
서 구급차가 올 때까지 계속 인공호흡을 한다.

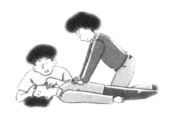
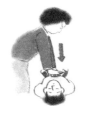

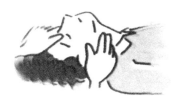
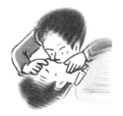

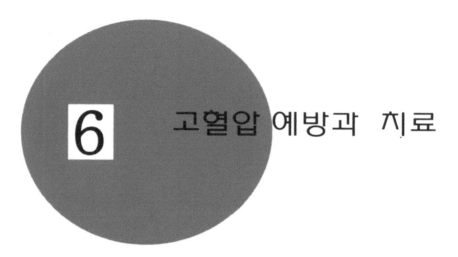

6 고혈압 예방과 치료

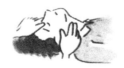
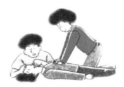

■■■ 고혈압 환자들의 생활 수칙

고혈압을 예방하는 7가지 수칙.

1. 음식은 싱겁게 골고루 먹는다.
2. 살이 찌지 않도록 알맞은 운동을 실시한다.
3. 매일 30분 이상 적절한 운동을 한다.
4. 담배를 끊고 술은 삼가해야 한다.
5. 지방질을 줄이고 야채를 많이 섭취한다.
6. 스트레스를 피하고 평온한 마음을 유지한다.
4. 정기적으로 혈압을 측정하고 의사의 진찰을 받는다.

고혈압의 관리

혈압을 얼마나 자주 검사 할까?

혈압	구분	관리방법
120미만/80미만	정상	2년마다 재검사
129-139/80-89	높은정상	1년마다 재검사
140-159/90-99	경증 고혈압	2개월 마다 확인
160-179/100-109	중등증 고혈압	1개월마다 평가
180이상/110이상	중증 고혈압	즉시평가,1주일이내치료

혈압은 수시로 변하기 때문에 정확한 혈압을 재기 위해서는 반드시 안정된 상태에서 혈압을 재야한다.

고혈압 치료

	생활습관변화	생활습관변화	약물치료+ 생활습관변화
1기 140-159/90-99	생활습관변화 12개월까지	생활습관변화 6개월까지	약물치료+ 생활습관변화
2기3기 >-160/>-100	약물지료+ 생활습관변화	약물치료+ 생활습관변화	약물치료+ 생활습관변화

고위험군A : 흡연이나 고지혈증 처럼 심장병을
일으킬 수 있는 사람.

고위험군B : 심혈관계 질환을 유발 할 수 있는
위험인자(흡연.고지혈증)

고위험군C : 심장병이나 뇌졸증이 발병될
위험이 많은 사람.
심장혈 질환을 가지고 있거나
당뇨를 가지고 있는 사람.

  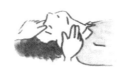 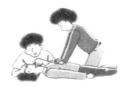

고혈압의 치료

 고혈압의 치료목표는 정상혈압을 유지하는 것이다. 가장 좋은 방법은 일찍 치료를 시작해서 꾸준히 평생 관리하는 것이다.

1.담배를 끊어야 한다.

2. 염분섭취를 줄여야 한다.

(1) 소금

 소금은 고혈압을 일으키는 인자이므로 섭취량을 줄여야 한다. 사람이 하루에 반드시 필요한 소금량은 2-3g 인데, 이는 하루에 먹는 자연식품 안에 포함된 소금량과 거의 맞먹는다.

즉, 간장, 된장 등 소금이 들어 있는 양념을 쓰지 않아도 자연식품 속의 염분으로 꼭 필요한 소금은 생리적으로 보장된다.

하루 평균 소금 섭취량은 음식 종류와 양을 조사해서도 알 수 있고 소변으로 배설되는 나트륨량을 측정해서도 알 수 있다.

그런데 소금은 조미료로 쓰일 뿐 아니라 간장, 된장은 물론 빵, 떡, 과자, 채소, 생선, 등 식품 자체에도 들어 있기 때문에 정확한 일일 섭취량을 알아 낸다는 것은 쉬운 일이 아니다. 자료에 따르면 우리나라 사람들은 하루에 소금을 적어도 15-20g 은 먹는다고 한다.

 남태평양의 통가왕국 사람이나 아마존의 민족은 하루의 소금 섭취량이 0.5g 에 불과 할 정도로 요리에 소금을 거의 쓰지 않는다. 하루에 소금 섭취량이 5g 이하인 에스키모 사람들 중에는 고혈압 환자가 거의 없다.

 유럽인들도 하루에 소금을 7-8g 정도 밖에 먹지 않는다. 이에 비하면 우리나라 사람들이 얼마나 많은 양의 소금을 먹고 있는지를 쉽게 알 수 있을 것이다.

 고혈압 환자는 소금 섭취량을 줄이는 것만으로도 혈압을 20/10mmHg 이상 낮출 수 있다.

 음식물에 소금 섭취량이 적을 수록 혈압을 떨어뜨리는 효과는 크지만 식품안에 들어 있는 소금량을 줄이기는 어렵다.

 소금의 양을 절반으로 줄이고도 맛있게 먹는 방법
음식을 짜게 먹던 사람이 갑자기 싱겁게 먹는다는 것은 사실 무척 어려운 일이다

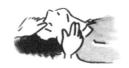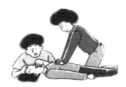

더 정확히 말해서 소금 성분이 적게 들어 가면서도 짠맛을 느끼게끔 하면 된다.

*국물을 마시지 않도록 한다.

 국을 아무리 싱겁게 만들어도 상당히 많은 소금이 들어있다. 국에 약 0.8-1.2% 소금이 들어가야 맛 있다는 감각을 느끼게 된다. 이때 1% 라고 해도 100ml 의 국을 마시면 1g 의 소금을 먹게 되는 것이다.국수의 국물이라면 300ml 이상이다. 된장국이라면 180-200ml 나 먹게되므로 이것만으로도 2-3g 의 소금을 섭취하는 것이된다.

그러므로 국물을 마시지 않는 것 만으로도 염분을 줄일 수 있다. 국물을 조금이라도 마시지 않으면 안되는 사람은 한입 마시고도 만족하는 습관을 들이도록 한다.

음식을 빨리 먹지 않도록 한다.

 음식을 빨리 먹는지 천천히 먹는지에 따라 미각이 달라진다. 빨리 먹는 사람은 싱거우며 맛이 없다고 하며, 반대로 천천히 먹는 사람은 오히려 싱겁게 만든 음식이 맛이 있다고 한다. 그 이유는 입안에 음식물이 오래 머물러 있으면 그만큼 소금의 맛을 충분히 느낄 수 있기 때문이다.

음식을 천천히 그리고 충분히 씹어 먹으면 많이 먹지 않아도 배부르게 느껴지므로 과식을 막는데도 도움이 된다. 다시마를 기름에 튀기면 비교적 짠맛을 내는데 그것은 칼슘이 많기 때문이다. 길이가 10cm 정도되는 다시마 3장에 소금량은 0.2g 이다. 그 밖에 김,마른버섯 등도 쓸수 있다.

* 염장 반찬은 한가지만 놓는다.
 다른 반찬들은 싱겁더라도 충분히 짠맛을 내는 한 가지 반찬만 있으면 음식을 맛있게 먹을 수 있다.
과음을 피하고 소량이라도 마시면 안된다.

술이 고혈압 환자에게 해로운 원인
 1. 술을 적당량 이상 먹었을 때는 혈압의 동요가 심하다. 술을 마시고 더위를 느끼므로 찬 곳에서 잠을 자면 혈압이 갑자기 높아진다. 이와같이 짧은 시간 동안에 혈압의 동요가 심하면 뇌졸중등이 오기가 쉽다. 술을 마신 사람에게서 흔히 뇌졸중이 많이 생긴다.
 2. 술은 잠이나 휴식을 방해한다.
 술을 마시면 일시적으로 혈압이 지나치게 낮아지는

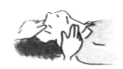
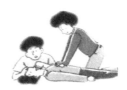

경우가 있다. 이것은 뇌동맥 경화증 환자에게 뇌연화증을 관상동맥 경화증 환자에게 심근경색증을 일으킬수 있다. 특히 신장이 나쁜 사람에게는 매우 해롭다.

3. 술을 마시면 열량이 초과된다.

술 한홉이 밥 한공기(180ml)에 해당하는 열량이므로 술을 마신 것만큼 계산하여 식사를 조절하여야 한다. 안주도 칼로리가 높은 것은 물론이다.

4. 알콜도수가 낮은 맥주 등을 많이 마시면 수분섭취가 많아진다.

5. 적절한 가벼운 운동을 규칙적으로 해야 한다.

6. 표준 체중 범위를 유지 해야 한다.

7. 스트레스를 줄여야 한다.

8. 급격한 환경의 변화를 피해야 한다.

9. 변비를 피해야 한다.

10. 정상혈압을 유지하는 것이 중요하다.

11. 만약 약을 먹게 된다면 평생 복용해야 한다

약물요법은

혈압이 안정되어도 약은 계속 복용한다. 모든 부작용은 의사에게 알려야 한다. 어떤 약은 다른 약과 함께 복용시 위험 하거나 효과가 반감될 수 있으니 여러가지 약을 먹는 경우에 필히 의사에게 문의해야 한다.

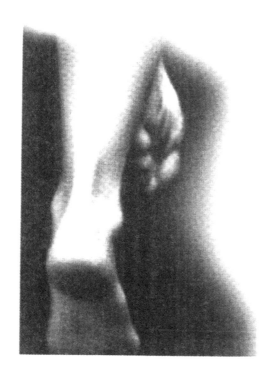

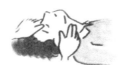
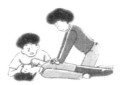

고혈압과 걷기운동 7

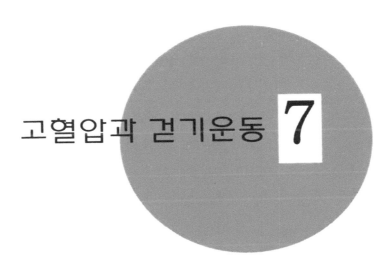

걷기운동법

고혈압환자에게는 운동이 필수적이다. 물론 건강한 사람아나 다른병에도 필수적이지만 고혈압 뇌졸중, 뇌동맥경화증은 뇌세포에 산소와 영양물질을 공급하고 대사산물을 운반하는 뇌혈관에 생긴 질병으로 모두 운동부족과 관련되는 질병들이다. 꾸준히 운동을 하면 우선 심장이 단련된다. 이렇게 단련된 심장은 힘있게 뛰면서 뇌와 온몸에 골고루 피를 보내준다.

따라서 유연한 혈관의 탄력으로 건강을 유지한다. 또한 심장이 힘있게 뛰면 혈액순환이 빨라지면서 혈관 벽을 굳게하는 코레스톨이 혈관 벽에 들어붙지 못하게하며 또한 뇌에 보내는 산소와 영양물질의 공급도 좋아지고 대사 산물도 빨리 내보내어 뇌의 피로도 빨리 풀고 그 기능도 왕성하게 한다.

고혈압에는 산보, 빨리걷기, 달리기, 수영, 줄넘기, 체조등 운동과 팔다리의 관절을 율동적으로 움직이는 운동이 효과적이다.

걷는 일은 모든 운동 가운데서 가장 긴 시간을 점하고 있는 데다가 누구나 쉽게 할 수 있는 최량의 운동이다. 걷는 것은 주로 다리의 운동인데 호흡기 기능도 촉진해 자연히 전신적인 운동이 된다. 또 정신적인 노력을 필요로 하지도 않고 장시간 계속하고 있어도 비교적 피로가 적다. 공기가 좋은 환경이나 조용한 자연 속에서 걷기를 계속할 때에는 신체의 발육에도 매우 바람직한 효과를 가져다 줄 것이다.

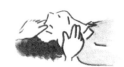
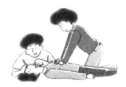

그러나 최근 교통기관의 발달과 학습이나 사무 능률의 향상에 따라, 사람들은 점점 더 걷지 않게 되고 또 걷는 것을 좋아하지 않게 되었다. 중년이 지나서부터는 노쇠 현상이 나타나는데, 사람은 먼저 다리부터 늙어간다고 이야기되고 있다. 뿐만 아니라 젊은 때에도 신체 발육의 기반은 다리이기 때문에 이것을 소중하게 여겨 단련할 필요가 있다. 그리고 이 다리에 필요 이상의 부담이나 무리한 짐을 지우는 일 없이 바른 보행을 하도록 마음 쓸 일이다. 여기에 호흡까지 겸하면 금상첨화다.

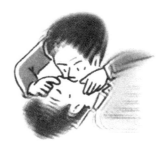

올바른 걸음걸이

보폭은 그 사람의 다리 길이에 따라 좌우되기도 하지만 대체로 60~70cm, 빠르기는 1분 간에 대체로 120보, 즉 1초에 2보가 적당하다.

어깨와 허리를 전후좌우로 흔들지 않고 가볍게 율동적으로 앞으로 나아가도록 한다.

가슴을 펴고 엉덩이는 뒤로 빼지 않으며 배를 내밀지 않고 걷는다.

발을 옮길 때에는 가볍게 무릎을 뻗어 발뒤꿈치부터 땅에 댄다.

발끝은 진행 방향으로 똑바로 향하게 한다..

좌우의 보행선은 5~7cm 떨어져 있도록 한다.

머리를 거의 곧게 유지하면서 눈은 똑바로 앞쪽을 본다.

손은 가볍게 양쪽에서 흔들며 다리의 운동을 돕는다.

나아가는 원동력은 허리에 둔다.

기분을 명랑하게 가지고 전신이 하나가 되게 하여 기세 있게 전진한다.

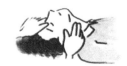
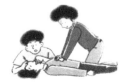

정상적인 걸음을 마음에 두면서 씩씩하게 걷고 있으면 걷는 사람 자신도 심신 모두가 생동적인 기분이 될 뿐만 아니라 다른 사람들에게도 상쾌하고 스마트한 느낌을 줄 것이 틀림없다.

바르게 걷기

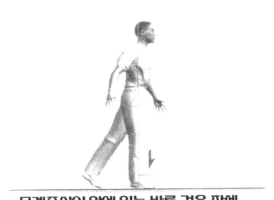

무게중심이 앞에 있는 바른 걸음 자세

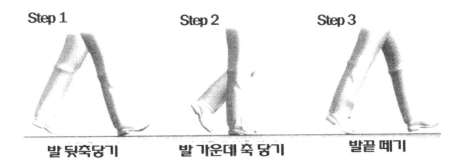

Step 1	Step 2	Step 3
발 뒤축당기	발 가운데 축 당기	발끝 떼기

걸으면서 호흡하기

  걸음을 걸으면서 하는 기공을 행보공(行步功)이라
한다. 걷는 동작이 위주가 되므로 동공에 속한다. 종
류도 여러 가지가 있다. 걸음을 걷는다는 것은 그 자
체가 훌륭한 보건 운동이므로 특히 만성질환 환자의
보조적 운동 요법을 권장되고 있다. 그런데 행보공은
거기에 호흡법과 팔, 다리,어깨, 허리, 몸전체 운동까
지 배합했으니 그야말로 금상첨화라 할 것이다. 행보
공은 출퇴근할 때, 산책할 때, 야외로 소풍 나갈 때 등
걸음을 걸을 때는 언제든지 할 수 있어서 매우 편리한
면이 있으며, 기공의 생활화에도 도움이 된다.
  여기에 간단한 행보공 몇 가지를 쉬운 것에서부터 차
례로 소개한다.

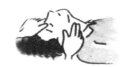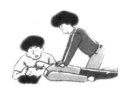

4보에 한 호흡하기

두 걸음(오른발과 왼발)에 들숨, 다음 두 걸음에 날숨을 맞춘다. 즉 네 걸음에 한 호흡을 한다. 세 걸음에 들숨, 다음 세 걸음에 날숨을 맞출 수도 있는데 이때는 여섯 걸음에 한 호흡이 된다. 걸음이 빠를 때는 네 걸음에 들숨, 다음 네 걸음에 날숨을 맞춰도 된다. 여덟 걸음에 한 호흡을 하게 된다. 호흡은 보통 코로 깊이 들이쉬고 코로 길게 내쉬되 자연호흡법을 택한다. 숨이 차지 않는 범위 내에서 걸음 수와 호흡을 조절한다. 팔의 동작은 평상시 걸을 때와 같다.

연공 시간은 처음엔 20-30분, 걷는 거리는 2킬로미터 정도가 적합하지만 숨이 차지 않는 범위에서 시간과 거리를 점차 연장해 나간다. 평식행보공은 평상시의 그릇된 호흡법, 즉 짧고 얕은 호흡 습관을 교정하여 폐의 호흡 기능을 증강시키는 효과가 있으므로 누구에게나 적합 한 공법이다. 그렇다고 처음부터 무리를 해서는 안 된다. 어디까지나 순서를 밟아서, 처음엔 네 걸음에 한 호흡으로 시작해서 익숙해진 후에 여섯 걸음에 한 호흡, 다음엔 여덟 걸음에 한 호흡으로 넘어가도록 한다.

4걸음 단위로 들숨 들숨 들숨 날숨 호흡안함

네 걸음(4보)을 한 단위로 해서, 첫째 걸음에 들숨, 둘째 걸음에도 들숨, 셋째 걸음에 날숨, 넷째 걸음엔 호흡을 하지 않는다. 그 밖의 요령은 흡흡호사보공에 준하면 된다..

흡호이보공은 항암공에서 강신법이라 불리는 공법으로 각종 고혈압, 신장병 수종, 당뇨병, 심장병, 부인과 질환 등 적응증이 광범위하며 암증에도 효과가 있는 것으로 되어 있다.

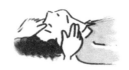
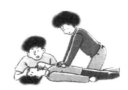

4걸음을 한 단위로 세번 들이쉬고 세번 내쉬기

네 걸음(4보)을 한 단위로 해서 처음 두 걸음에 연속적인 들숨 3회, 다음 두 걸음에 역시 연속적인 날숨 3회를 맞추는 방법인데 여기에 팔의 동작이 배합되어 있다. 태호기공 항암공의 일부(세 번 들이쉬고 세 번 내쉬기로 수록되어 있다.

걸을 때 몸 전체는 방송 상태를 유지해야 한다. 걸음걸이에 맞춰 머리를 좌우로 자연스럽게 돌리면서 몸통도 이에 따라 가볍게 좌우로 움직이도록 한다.

호흡은 코로 들이쉬고 코로 내쉬되, 들숨은 제1보(오른발)에서 짧고 강하게 한 번 들이쉬고 끊었다가 제2보(왼발)에서 연거푸 한 번 더 들이쉰다. 숨소리가 귀에 들릴 정도로 한다.

날숨은 제3보(오른발)에서 하게 되는데 기관과 인후를 활짝 열어 놓아 공기가 저절로 빠져나가도록 한다. 힘을 쓰지 않는다는 뜻이다.

제4보(왼발)에서는 날숨이 끝난 상태를 그대로 유지하면서 숨을 더 이상 내쉬지도 않고 들이쉬지도 않는다. 글자 그대로 '휴식(休息)'이다.

두 눈은 먼 곳을 바라보되 양미간을 활짝 펴고, 입은 미소를 머금은 채 가볍게 다물며, 혀끝은 윗잇몸에 올려붙인다. 잡념은 모두 털어버리고 가벼운 마음으로

77

걷기를 즐기도록 한다. 보행 속도는 1분 간에 50-60 보가 적당하나 익숙해진 후에는 신체 상태를 보아 가며 적당히 속도를 늘려도 된다. 한 차례 연공 시간은 20분 정도로 한다. 2보를 한 단위로 첫 걸음에 연속 2번 들숨 둘째 걸음에 날숨 연속 두 걸음(2보)을 한 단위로 해서, 첫째 걸음(오른발)에서 연속적으로 두 번 숨을 들이쉬고, 둘째 걸음(왼발)에서 한 번 짧게 숨을 내쉰 후 잠깐 '휴식' 한다

숫자 세면서 자연호흡

 산책을 한다든가 출퇴근길에 무조건 걸을 때는 하나서부터 백까지 숫자를 속으로 세면서, 자연호흡으로 걷는다. 숫자 하나에 한 발자국, 의념은 양 발에 갖는다. 숫자 세는 것은 잡념 배제에 큰 몫을 한다. 이러한 방법을 습관들이면 자연히 호흡법과 기가 축적되어 활력이 생기게 되고 숫자를 빨리 세면 걸음걸이도 빨라진다.

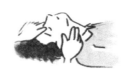
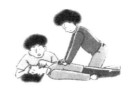

걷기는 다음과 같이 근육이 수축된다.

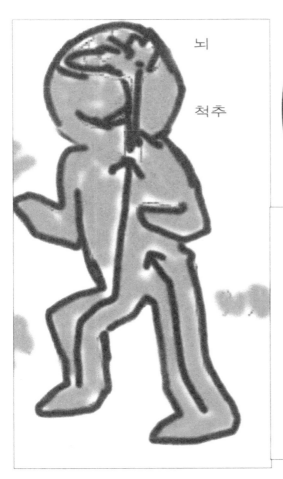

뇌

척추

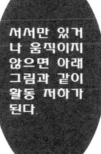

서서만 있거나 움직이지 않으면 아래 그림과 같이 활동 저하가 된다

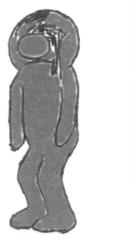

8 요가로 혈압내리기

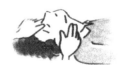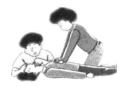

■■■요가로 고혈압 내리기

편아난 자세, 발 풀어주기, 다리의상쾌한 마사지,
응석받이의 자세, 복식호흡법

　고혈압인 사람은 배를 세웠을 때 혈압이 올라가 쓰러지는 일이
있다. 이것은 교감신경이 긴장하여 혈관이 수축하기 때문이므로,
요가에서는 교감신경을 진정시켜 부교감신경을 활동하게 하여 긴
장을 풀어주는 자세를 권하고 있다.

〈자세와 요령〉

　'편안한 자세'를 하여 특히 토하는 숨이 긴 호흡을 하여 긴장을
없애준다. 그리고 손발이 끝에 까지 혈행이 좋게 되도록 '발 풀어
주기', '다리의 마사지'를 틈만 나면 해준다. 토하는 숨이 긴 복식
호흡을 천천히 하는 것만으로도 부교감신경이 활동하여 혈압이 내
려가므로 '복식호흡법'을 터득한다.

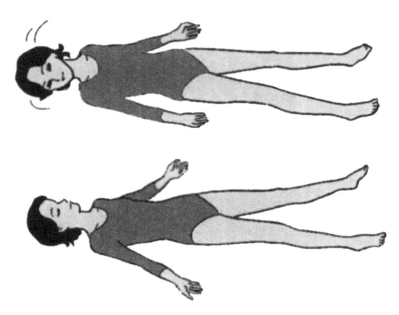

① 반듯하게 누워 조용히 복식호흡을 하여 전신의 힘을 뺀다. 가볍게 눈을 감고 목을 좌우로 10회 정도 움직여 긴장을 푼다.

② 손은 손가락부터, 발도 발가락부터 순차적으로 힘을 빼고, 어금이를 느슨하게 하고, 혀는 위턱(입천장)의 맨 안쪽에 가볍게 댄다. 볼은 미소를 띄운다. 숨을 토할 때 등뼈, 허리의 힘이 빠져서 늘어져 잠기는 것 같이 한다

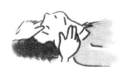
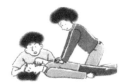

요가로 고혈압내리기

발풀기

① 다리를 펴고 앉아서, 어깨의 힘은 빼고 등은 둥글게 되지 않도록 허리를 세우고, 오른다리를 왼다리의 허벅지에 얹는다.
② 양손으로 주무르기 쉬운 위치를 정한다.
③ 5개의 발가락을 1개씩 손의 엄지와 인지로 쥐고, 발가락의 뿌리를 벌리듯이 전후로 10회정도 움직여서 풀어준다. 발가락의 첫 번째와 두 번째로 순차 행하여 간다.

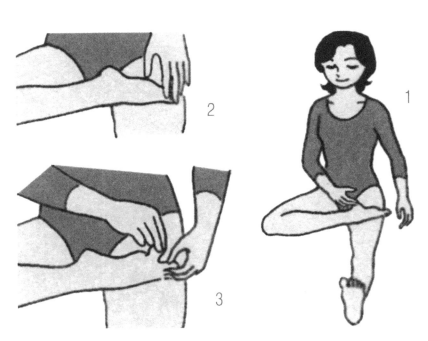

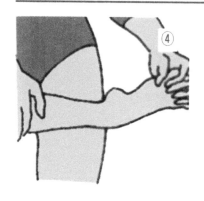
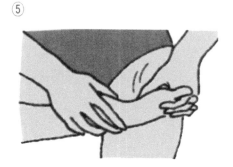

보통호흡

④ 발을 허벅지의 바깥쪽을 내고, 오른 발가락과 왼 손가락을 짜맞춘다. 특히 소지, 약지를 깊이 뿌리부분까지 짜맞춘다.

⑤ 손의 엄지로 발바닥을 자극한다. 발바닥에는 많은 경혈이 있지만, 특히 장심(발바닥의 땅을 밟지 않은 움푹 들어간 곳)을 자극하면 좋다.

⑥ 발과 손의 가락(발가락 손가락)을 짜맞춘 채 발목을 우로 5회 좌로 5회 정성껏 돌린다. 발을 바꾸어서 같은 방법으로 행한다.

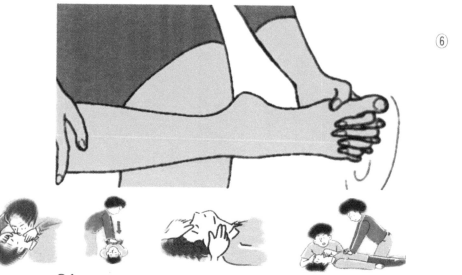

저혈압의 요가

라이온의 포즈, 발 풀어주기, 다리의 마사지, 좋아하는 자세, 응석받이의 자세, 바퀴벌레의 자세, 배면 펴기의 자세.

무력성체질이라는 유전적인 체질에 의한 것이므로 요가를 하는 것으로 서서히 몸을 단련하여 상태를 정비해간다.

〈권장하는 포즈〉

아침에 일어나지 않을 때는 이불속에서 얼굴만의 '라이온의 자세'를 2~3회 하면 눈이 떠진다.

혈액의 순환이 나쁜 것므로 특히 발끝으로 혈액이 도달 하도록 '발 풀어주기' '다리의 마사지'를 한다.

'응석받이의 자세' '바퀴벌레 자세'도 누워서 할 수 있는 자세이므로 일어나기 전에 한다. '배면 펴기의 자세' '좋아하는 자세'는 척추를 강하게 하여 조혈(피를 만듦)작용을 높여서 나른함이나 피로감을 없애 준다.

목에서 위로의 혈액순환이 좋게 되는 자세이다. 목덜미나 등뼈를 펴면서 뒤틀림을 교정하여 얼굴이나 어깨의 언저리에서 위의 부분의 불쾌한 증상을 없애준다. 몸을 역전시키기 때문에 내장의 활동이 활발하게 되어 내장하수를 방지 한다. 등뼈를 자극하기 때문에 자율신경과 근육이 강화 된다.

이 자세는 경추와 등뼈를 아프게 하기 쉬우므로 무리하지 말고 천천히 행한다. 다른 사람에 누르게 하는 것은 피하고 자력으로 행한다.

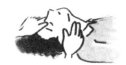
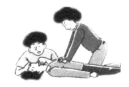

자세와 요령

① 반듯이 누워 양다리를 가지런히 하고, 손바닥을 밑으로 한다. 몸의 옆꾸리에 뻗는다. 숨을 마시면서, 다리를 직각으로 올려, 숨은 잠깐 멈춘다.

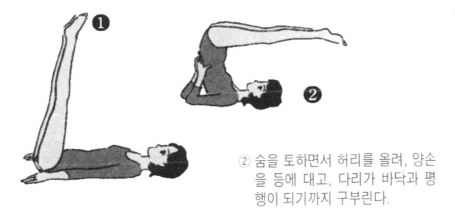

② 숨을 토하면서 허리를 올려, 양손을 등에 대고, 다리가 바닥과 평행이 되기까지 구부린다.

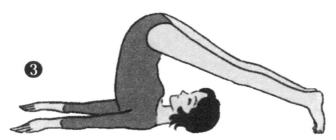

되돌릴 때는 척추를 하나씩 내리듯이 하여 등을 바닥에 붙이고, 다리를 직각의 위치에서 멈춘다. 한 숨을 쉬고, 바닥으로 되돌린다.

③ 다시금 발끝을 내리고, 허리가 머리의 바로 위에 오도록 구부려 뻗는다. 편하게(쉽게) 할 수 있게 되면 허리의 손을 떼어 바닥에 댄다.

① 반듯이 누워서 무릎을 세우고, 팔은 가볍게 양옆구리에 둔다. 오른다리의 무릎위에, 왼다리의 장단지를 얹고, 무릎의 뒤로부터 발목까지 충분히 문지른다.

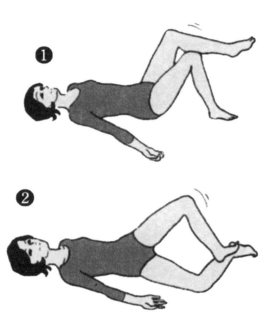

② 오른다리를 쓰러뜨리고, 왼발의 뒤꿈치로 안쪽을 누른다. 무릎의 뒤는 발끝으로 누르고, 다리의 뒤편은 발뒤꿈치로 누르면 기분이 좋다. 발가락을 세워서 장단지의 바깥쪽도 문질러 풀어준다. 다리를 바꾸어서 똑같이 행한다.

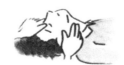
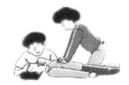

응석받이자세

저혈압증, 비뇨기, 생식기로의 혈액의 흐름을 좋게 하기 때문에 방광염, 요실금도 개선한다.

응석받이 아이처럼 다리를 타닥타닥 하면서 엉덩이를 차는 것 뿐인 누구나가 할 수 있는 자세 이지만 엉덩이 언저리에 자극을 주어 혈행을 좋게 하기 때문에 치질에 좋고, 또 비뇨기 언저리의 혈행도 좋게 되므로 방광염에도 좋다.

요실금 때에는 무릎을 세우고 허리를 띄우고 숨을 토하여 항문을 조이면 더욱 더 효과가 있다.

피로를 느꼈을 때에 이 자세를 하여 하반신에 혈액 순화으로 피로가 풀린다.

자세와 요령

반듯이 누워서 양팔, 양다리
를 위로 올리고 전신으로부
터 힘을 뺀다. 상쾌하게 흔
든다. 마치 바퀴벌레가 자빠
졌을 때의 모습으로....

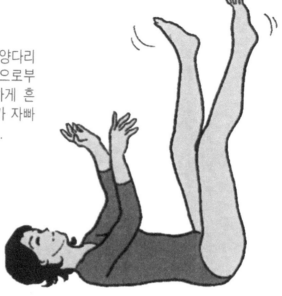

반듯이 누워서 팔은 몸의 옆으로 두고, 전신으로부터 힘을 뺀
다. 발뒤꿈치로 엉덩이 언저리를 응석받이 아이가 떼쓰듯
쿵쿵 두드린다.

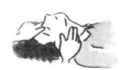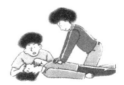

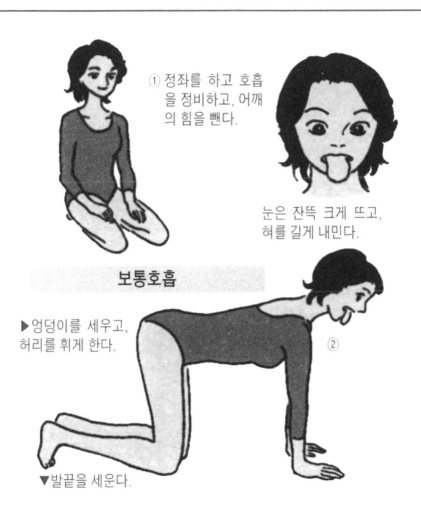

① 정좌를 하고 호흡을 정비하고, 어깨의 힘을 뺀다.

눈은 잔뜩 크게 뜨고, 혀를 길게 내민다.

보통호흡

▶엉덩이를 세우고, 허리를 휘게 한다.

②

▼발끝을 세운다.

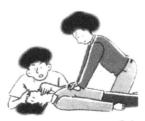

91

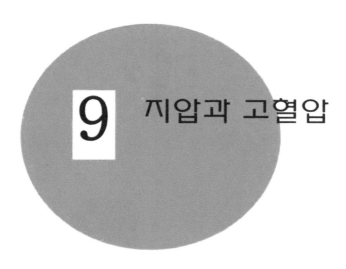

9 지압과 고혈압

 최고혈압이 160mHg 이상의 상태가 지속적일 경우
에 따라서 머리위로 혈이 올라오거나 온몸이 나른한
증상이 나타나다. 40, 50대가 되면 차츰 동맥경화가
걱정이 되 는데 이 동맥경화의 주범이 고혈압이라 할
수있다. 견비통이나 두통,불면 변비초조함등의 훗하
는 경우가 있는데 꽤 증상이 진전될 때까지 자각 증상
이 없는 경우도 많다.

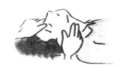
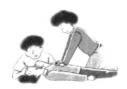

지압의 포인트

우선은 후두부의 부종이나 목, 등이 뻐근한 증을 푸는 것이 주요 포인다. 이어서 백회, 천주, 천정, 손의 내관, 합곡, 족삼리, 용천 , 내용천 외

지압 방법

보통 세기로 10초간 수직으로 3번 누른다.

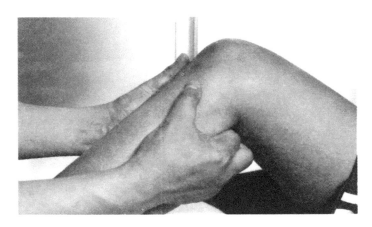

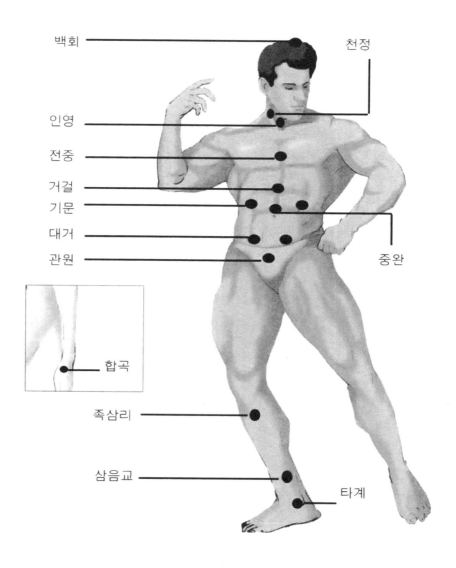

백회
천정
인영
전중
거걸
기문
대거
관원
중완
합곡
족삼리
삼음교
타계

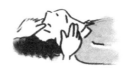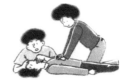

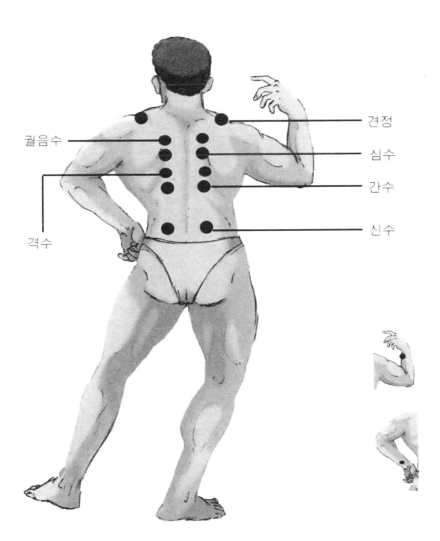

견정

심수

간수

신수

궐음수

격수

지압의 포인트

지압의 포인트는 3번 요추다. 피시술자는 그림과 같이 편안하게 엎드린다

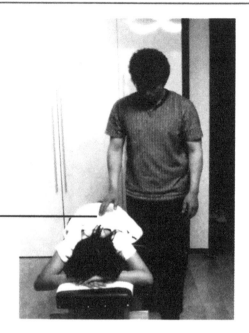

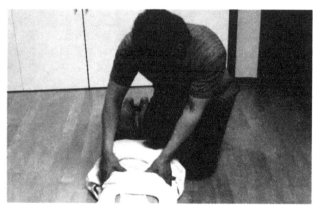

3번 요추를 그림과 같은 자세에서 1,2,3,4, 까지 가볍게 누르고 이어서5,6,7,8, 로 강하게 수직으로 또 13, 14,, 15로 힘을 뺀다.

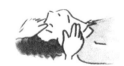
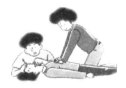

96

03 저혈압

증상
일반적으로 저혈압이라고 하면 최고혈압이 90mmHg 이하를 말한다. 첫째 피로하기 쉽고 현기증, 불면, 두통, 어깨결림을 수반한다. 식욕부진 , 손, 발등이 냉하기도한다.

지압의 포인트
두통이나 머리가 무거운 증상이 매우 심할 경우에는 백회,천주를 지압하고 그외는 다음 그림의 경혈을 지압한다.

지압 방법
보통 세기로 10초간 수직으로 3번 누른다.

소리없는 살인자 고혈압

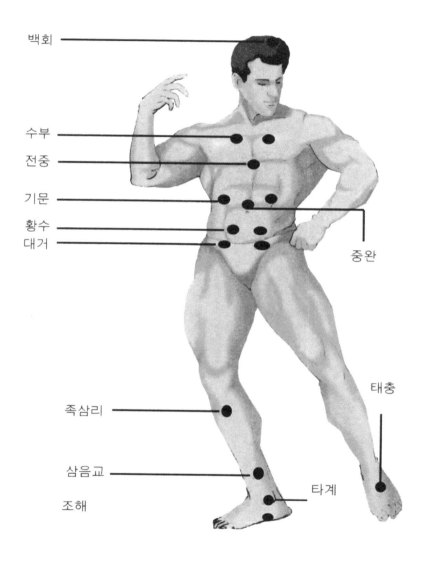

백회

수부
전중

기문

황수
대거

중완

족삼리

태충

삼음교

타계

조해

  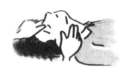 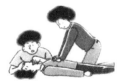

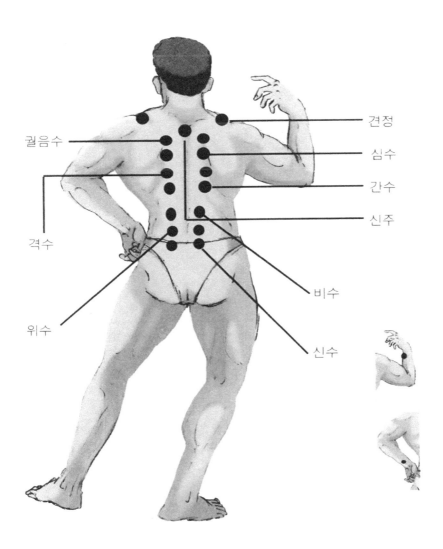

궐음수

격수

위수

견정

심수

간수

신주

비수

신수

지압의 포인트

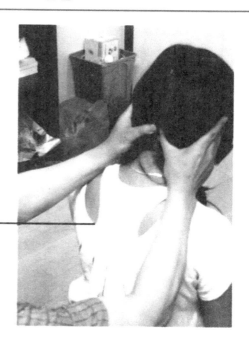

시술자는 피시술자의 뒤에서 양손으로 감싸듯이 하고 엄지손가락으로 경혈점 천주를 지압한다.

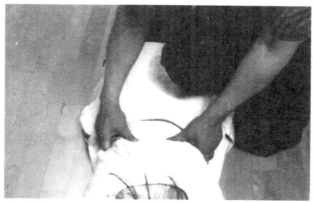

좌우 어깨뼈의 안쪽에 척추(제4 흉추)를 사이에 둔 양쪽부분 궐음수를 전과 동일하게 지압한다.

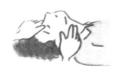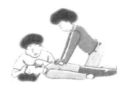

고혈압 ,저혈압를 해소하는 발바닥 마사지

나이가 들음과 동시에 고혈압인 사람은 증가하여 70대에서는 약 반수의 사람에게서 볼수 있다. 가령(나이를 한살 더 먹음)의 외에 염분의 과다성취, 비만, 스트레스등도 고혈압을 초래하는 원인이 다. 고혈압은 동맥경화와 질이 관계하여 협심증, 심근경색등의 심 장질환, 고혈압성 뇌증, 뇌출혈등의 뇌혈관질환을 일으키는 원인으로도 된다. 저혈압은 젊은 여성이나 야윈마른형으로 근육이 적은 사람에게 많고 피곤하기 쉽고 나른하다.

혈압을 정상으로 하는데는 다리의 운동이 가장 효과적이다. 다리를 움직이면 전신의 혈액순환이 좋게되기 때문이다. 특히 고혈압에 대해서는 평소부터 몸을 움직이고 있으면 동맥경화가 진행되기 어렵고, 심근경색의 예방에 효과있는 것이 알려져 있다. 엄지발가락을 잡고 돌리면서 전체를 문질러 부드럽게 한다. 다음에 복사뼈의 림프절을 손가락에 힘을 주어 자극한다.

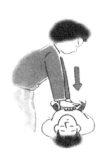

발지압과 고혈압

　다시금 무릎의 뒤쪽까지를 밑으로부터 위로 향하여 정성껏 주므른다. 혈압이 정상이 아닌경우에는 머리가 땡기고 있기 때문에 잘 주물러 풀어준다. 마지막으로 다리의 뿌리를 맛사지 한다

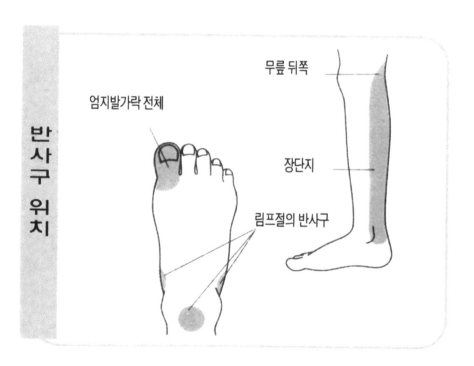

반사구 위치

엄지발가락 전체

무릎 뒤쪽

장단지

림프절의 반사구

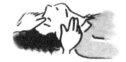
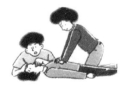

혈압을 정상으로 하는 발 주무르기 요법

지압과 고혈압

① 발의 엄지발가락을 잡고 잘 돌려 주물러서 부드럽게 한다. 옆쪽도 골고루

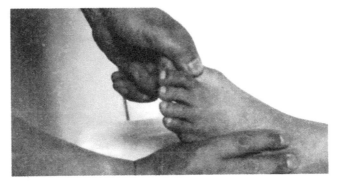

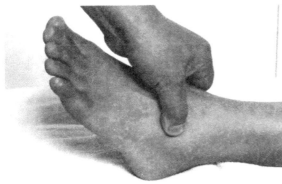

② 손가락을 강하게 밀어붙이듯이 하여 복사뼈의 림프절의 3포인트를 주무른다.

③ 무릎의 뒤쪽까지 밑으로부터 위로 향하여 양손으로 확실히 주물러 푼다.

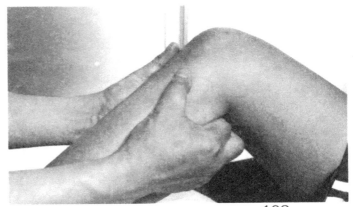

혈압을 정상으로 하는 발 주무르기 요법

**반
사
구** **위
치**

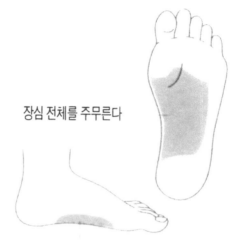

장심 전체를 주무른다

소화기의 반사구

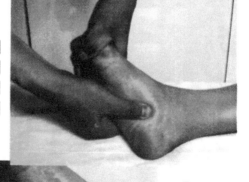

① 발다박의 중앙에서 장심에 걸쳐서의 「장」의 반사구를 엄지로 눌러 넣듯이 하여 주무른다.

② 발의 옆쪽의 「소화기」의 반사구를 주무른다. 장심에 따라 강하게 누르도록

104

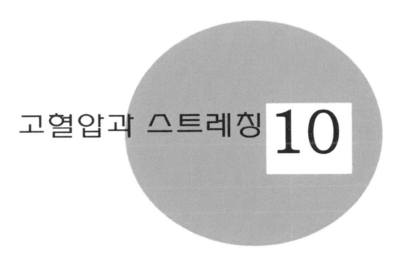

고혈압과 스트레칭 10

스트레칭의 중요성

우리 인간은 살아 있으면 움직이고 살기 위해서 움직인다. 이러한 점은 다른 동물과 다를 게 없다. 따라서 육체적. 정신적 노동의 움직임으로 분류된다. 우리 인간의 움직임은 개성에 따라 각기 다르며, 그 움직임 속에 건강이 따른다. 곧 움직임 속에 호흡과 정신도 수반되어 있다는 것이다. 하지만 지나치게 많이 움직이고 영양가 많은 음식을 먹는다고 해서 건강한 것은 아니다. 잘못된 움직임은 건강을 해치게 된다. 움직이기는 하되 자연의 법칙에 어긋나지 않게 올바르게 움직여야 한다.

자연의 법칙에 부합되는 몸놀림이 어떤 것인지는 동물들의 몸놀림을 보면 알 수 있다. 동물들의 움직임은 언제나 자연스럽고 유연하다. 그리고 동물들은 틈만 나면 제각기의 보건체조 를 하고, 유희 를 즐긴다. 또한 자기 힘에 알맞을 만큼 움직이고 휴식을 취한다. 그야말로 모든 것이 자연 그대로다. 따라서 야생동물들이 병에 걸리지 않고 정해진 수명을 다하는 것은 그 때문이라고 말할 수 있다. 동물은 네 발로 움직여도 균형을 잃지 않으며, 정신적으로도 큰 욕심이 없다. 새들은 또 두 발과 양쪽 날개로 움직이기 때문에 날아다니는 새들은 또 두 발과 양쪽 날개로 움직이기 때문에 균형을 잃지 않는다.

하지만 우리 인간은 어떠한가?. 전문화된 직업 때문에 또는 인위적인 오락 운동으로 인해, 신체의 한쪽이나 어느 한 부분만을 날마다 무리하게 움직이고 있는가 하면 육체적, 정신적으로 과로하는 경우도 적지 않다. 예를 들자면 요즘 학생들이 학교 의자가 몸에 맞지 않기 때문에 앉는 자세가 잘못되어 허리병을 가진 학생들이 70%나 된다는 통계가 사회적인 심각한 문

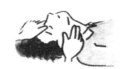
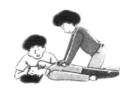

제로 대두된 적이 있으며, 직업적인 운동선수들도 많이 병을 얻게 된다. 그것은 운동이 바로 직업이기 때문에 과하게 운동을 하고, 운동의 종류에 따라 한쪽만을 사용하는 경우가 많기 때문에 몸이 한쪽으로 치우쳐 균형을 잃고 있음을 모르는 상태에서 건강에 대한 안일한 생각이나 부주의로 병을 얻게 된다. 몸놀림의 기반이 되는 몸가짐의 모양은 즉 자세다. 바른 자세에서 바른 몸놀림이 나오는 것은 말할 것도 없지만, 바른 자세일 때 신체 내부의 생리활동도 원활하게 이루어진다. 반대로 신체의 상하 좌우가 균형을 잃은 비뚤어진 자세에서는 내장과 신경 혈관 등이 압박을 받아 제대로 작용할 수 없게 된다. 뒤틀린 자세에서는 기의 소통도 잘 될리가 없으니, 마침내는 병이 생긴다는 것이 관점이다. 나쁜 자세가 그대로 굳어버려서 그 때문에 얻은 병은 자세를 고치지 않는 한 절대로 완치될 수 없다. 그러므로 건강하게 오래 살기를 원한다면 습관화된 그릇된 몸놀림과 자세부터 바로잡아야 한다. 특히 혈압환자 나 예방에는 다음과 같은 스트레칭이 꼭 필요하다.

고혈압과 스트레칭

엎드려 호흡하기

자세와 요령

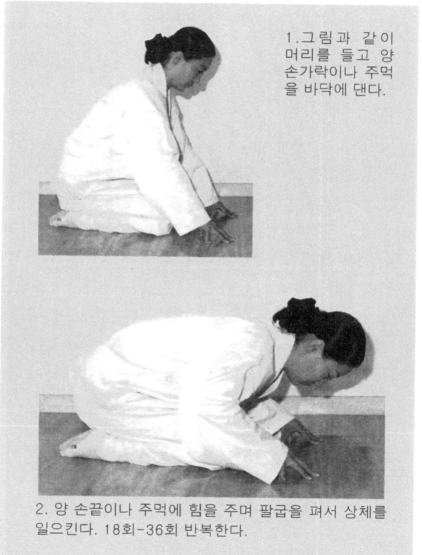

1.그림과 같이 머리를 들고 양 손가락이나 주먹 을 바닥에 댄다.

2. 양 손끝이나 주먹에 힘을 주며 팔굽을 펴서 상체를 일으킨다. 18회-36회 반복한다.

발목 잡아 앞으로 꺽기

자세와 요령

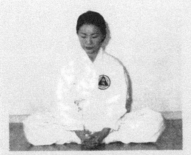

1. 그림과 같이 앞으로 양 발을 중앙에 모으고 양 손으로 양 발을 잡는다.

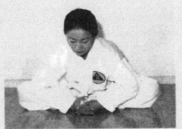

2. 허리를 곧게 편 채 앞으로 상체를 숙인다

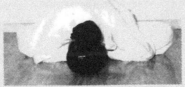

3. 호흡을 내뿜으면서 온몸의 긴장을 풀고 고개를 완전히 숙인다. 8-16회 반복 실시.

옆구리 운동

자세와 요령

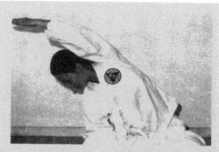

1. 그림과 같이 가부좌나 결가부좌를 한 다음 양 팔을 수평으로 들고, 깊게 숨을 들이마신 다음, 숨을 내뿜으면서 서서히 우측으로 양 팔을 굽힌다. 숨을 들이쉴 때나, 내쉴. 때쯤에는 오른쪽 팔꿈치가 바닥에 닿는다. 다시 팔을 수평으로 들고 동일한 방법으로 좌측으로 굽히면서, 전과 동일 하게8-16회 실시.

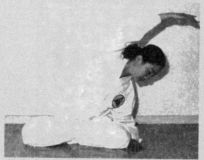

2. 다시 팔을 수평으로 들고 좌측으로 굽히면서 전과 동일한 방법으로 전과 동일하게 실시.

  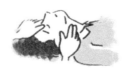 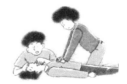

깍지 끼고 앞으로 꺽기

자세와 요령

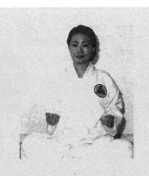

1. 그림과 같이 양 손을 주먹쥐고, 양 허리춤에 바싹 댄다.

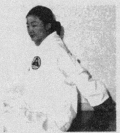

2. 이어서 양 손으로 등허리 뒤에서 깍지를 끼고 숨을 깊게 들이마신다.

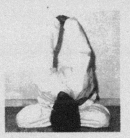

앉아서 허리꺾기

자세와 요령

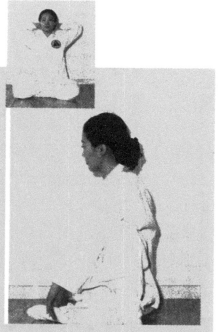

1. 그림과 같이 가부좌나 반가
부좌를 한다. 양 손은 목 뒤로
가져가 깍지를 낀다. 그리고
두 팔꿈치를 앞으로 모았다가
옆으로 벌려서, 등과 가슴을
펴고 어깨관절을 이완시킨다.
8-16회 실시.

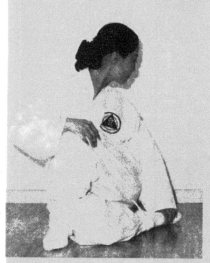

2. 그림과 같이 오른쪽 다리를
왼다리 뒤로 놓고, 왼쪽 손으로
오른쪽 무릎을 받쳐 당기면서
오른손은 바닥에 대거나 왼쪽
발목을 잡고, 허리를 곧게 뻗은
상태에서 오른쪽으로 상체를
최대한 비튼다.

3. 손과 발을 바꾸어 전과 동일한 방법으로 반복해서 8-16
회 실시.

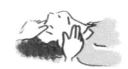
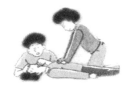

물고기 자세

자세와 요령

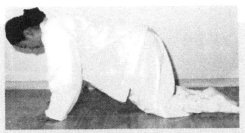

1. 무릎꿇고 엎드린 자세를 취한다. 양손바닥은 바닥에 대고 긴장을 푼다.

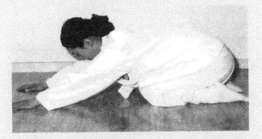

2. 양팔을 앞으로 내 던지고

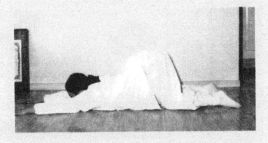

3. 이어서 양 팔을 앞으로 던지면서, 가슴과 배를 바닥에 대고 엉덩이를 위로 최대한 치켜올린다.

엎드려 뒤로 발가락 당기기

자세와 요령

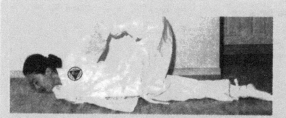

1. 엎드린 자세에서 왼손으로 왼쪽 발목을 잡고, 다리를 펴 올리면서 뒤쪽으로 보내 가슴과 허리를 뒤로 펴 준다.

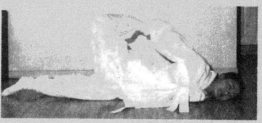

2. 손과 발을 바꾸어 실시. 각기 8-16초 당긴다

3. 엎드린 자세에서 두 손으로 각각 발목을 잡고, 양 발등을 양 손으로 감싸서 쥔다. 앞으로 당기면서 머리도 치켜든다. 이러한 상태에서 8-16초 정지.

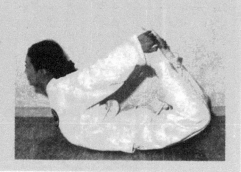

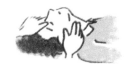
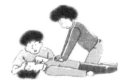

다리들어 허벅지 꺽기

자세와 요령

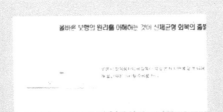

1.그림과 같이 바닥에 등을 대고, 편안히 누워 긴장을 푼다.

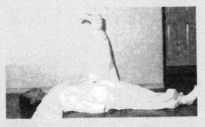

2. 양 팔을 좌우로 벌리고, 오른쪽 다리를 위로 곧게 올린다.

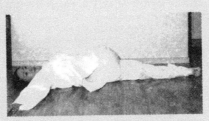

3. 이어서 오른쪽 다리를 좌측으로 내려, 왼손 밑에 발을 떨구면서, 머리와 시선을 반대로쪽(오른쪽)으로 돌린다. 이러한 상태에서 8-16초 정지 상태. 이어서 다리와 고개를 바꾸어 전과 동일한 방법으로 실시한다

활쏘기 자세

자세와 요령

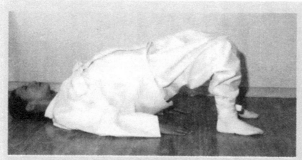

1. 그림과 같이 양 발을 엉덩이 쪽으로 당겨 눕는다. 호흡은 들이마신다.

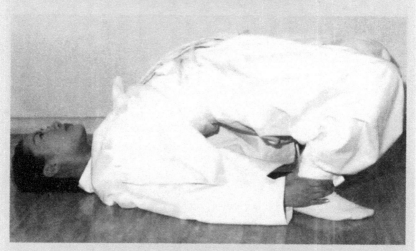

2. 양 손으로 양 발목을 각기 손으로 잡고, 그대로 엉덩이를 위로 올린다. 이때 동시에 숨을 내뿜는다..

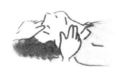
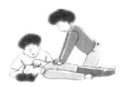

누워 무릎 얼굴로 당기기

자세와 요령

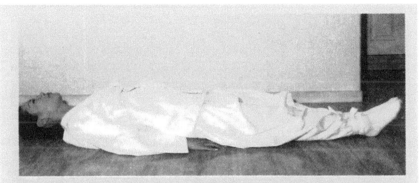

1. 그림과 같이 반듯이 누워 호흡과 마음을 가다듬는다.

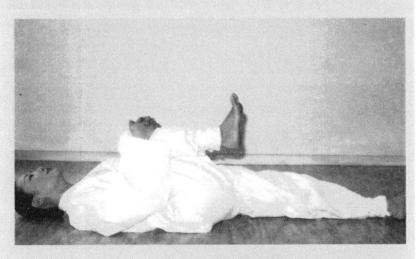

2.그림과   같이 양 손으로 오른쪽 무릎을 가슴으로 당긴다.
이어서 얼굴을 무릎 쪽으로 가져간다.

바로 누워 자전거 타기

자세와 요령

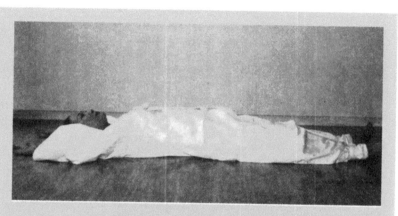

1.똑바로 누운 자세에서 호흡과 마음을 가다듬는다.

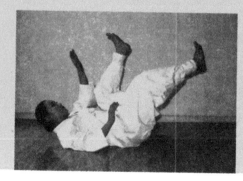

2. 그림과 같이 양 팔, 다리, 목을 위로 올린다.

3. 자전거 타듯 팔과 다리를 앞으로 움직인다.

4. 이렇게 반복해서 8-16회 실시.

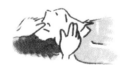
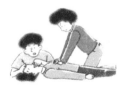

118

엉덩이 양옆으로 던지기

자세와 요령

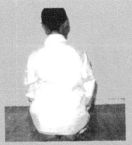

1. 그림과 같이 무릎 꿇고 앉아서 호흡과 마음을 가 다듬는다.

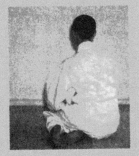

2. 오른쪽으로 엉덩이만 모아 놓는다.

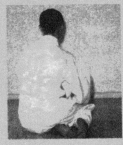

3. 이어서 반대 방향인 왼쪽으로 옮긴다. 8-16회 반복해서 실시.

엎드려 허리 뒤로 꺽기

자세와 요령

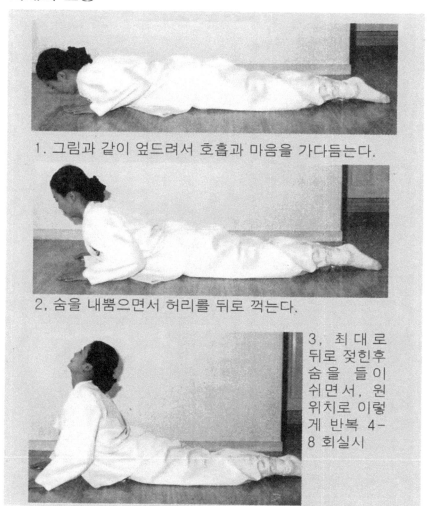

1. 그림과 같이 엎드려서 호흡과 마음을 가다듬는다.

2. 숨을 내뿜으면서 허리를 뒤로 꺽는다.

3, 최대로 뒤로 젖힌후 숨을 들이 쉬면서, 원 위치로 이렇 게 반복 4- 8 회실시

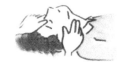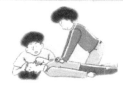

120

바로 누워 엉덩이 돌리기

자세와 요령

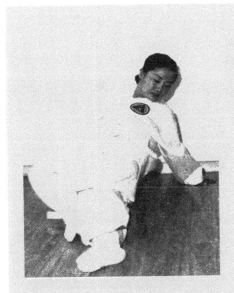

1. 그림과 같이 누워 양손을 바닥에 대고, 왼쪽 다리를 오른쪽으로 넘긴다. 동시에 어굴과 시선은 왼쪽으로 한다.

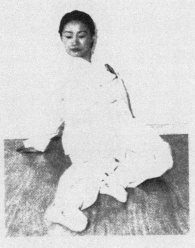

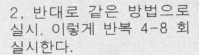

2, 반대로 같은 방법으로 실시. 이렇게 반복 4-8 회 실시한다.

어깨 바닦에 대고 양 다리 위로 올리기

자세와 요령

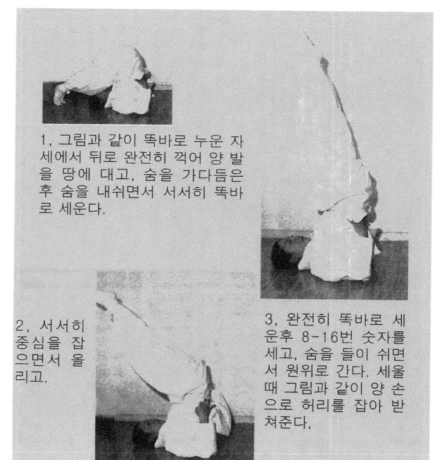

1, 그림과 같이 똑바로 누운 자세에서 뒤로 완전히 꺾어 양 발을 땅에 대고, 숨을 가다듬은 후 숨을 내쉬면서 서서히 똑바로 세운다.

2, 서서히 중심을 잡으면서 올리고.

3, 완전히 똑바로 세운후 8-16번 숫자를 세고, 숨을 들이 쉬면서 원위로 간다. 세울 때 그림과 같이 양 손으로 허리를 잡아 받쳐준다,

  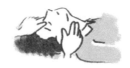 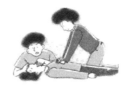

11 나는 자연요법으로 고혈압을 정복했다

일간 스포츠신문계에서는 신화적인 명성을 지닌 이상우씨는 경상남도 산청 출생으로 영남대학교 국문학과 수료 후 많은 소설을 집필해왔다. 그는 지방 신문 취재 기자생활을 거쳐 한국일보 종합편집부장, 스포츠서울 편집국장, 한국일보 부사장, 일간스포츠 사장, 서울신문 사장직무대행, 스포츠투데이 사장, 국민일보 사장, 파이낸셜뉴스 사장, 아쉐뜨네스트 미디어 사장. 경향미디어그룹 회장, 굿데이신문 발행인,한국추리작가협회 회장, 중앙대학교 신문방송대학원 객원교수를 엮임했다. 현재는 추리소설 집필과 대도화랑무예협회 총재직에 있으면서 과거 자신이 고혈압으로 고통받아 오다가 자연요법으로 정복한 예를 세심하게 제공받아 발표한다.(편집자 주)

 육체가 건강해야 마음도 건강하다, 육체는 마음을 지배하고 마음은 또한 육체를 지배한다. 결국은 육체와 마음은 떨어질 수 없다. 건강하려면 바다와 같이 넓고 깊게, 그리고 나를 생각하기이전에 상대를 먼저 생각하고, 이해 해야 한다. 그러면 건강해진다. 우리는 이런말을 귀가 따갑도록 들어왔고, 그 방법 또한 잘알고 있다. 하지만 항상 실천이 문제인 것이다.

 오늘날 우리 인간은 고도의 기계문명과 과학에 편승하여 편안한 생활을 영위 하면서부터 많은 환자들을 양산해 내고 있다. 우리의 몸은 원래 건강하다. 몸의 각 부분과 기능은 건강을 유지하고 회복하려는 생물학적 구조를 가지고 있다.

침묵의 살인자 고혈압 알고 보면 아무것도 아니다. 치료는 내마음에 있다.

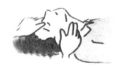
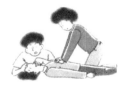

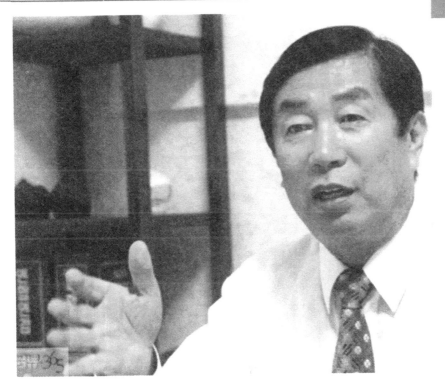

상처를 낫게하고, 열을 내리게 하며, 뼈를 바로 잡아
주면서 풀어준다. 이렇게 건강하고 평화로운 삶을 이
어갈 수 있도록, 생체 에너지의 면역성 까지 지니고
있다. 그런데 현대의 우리는 어떠한가? 유아기를 제
외 하고 스트레스가 없는 삶을 찾아 보기는 매우 힘들
다. 복잡하고 숨가쁜 생활속에 자신의 몸을 무리하게
사용하며 오랜시간 신선한 공기와 햇빛이 차단된 공
간에서 불편한 자세로 하루 하루를 보내고 있는 실정
이다. 그리하여 끝내는 몸에 이상 신호를 보내온다.

그럴 때마다 약국이나 병원을 찾아 약을 복용하는데, 이는 몸의 자연 치유력을 약화시키는 요인이 되는 경우도 있다. 나도 이대열 속에 제외일 수 없었던 사람 중에 한 사람이었다. 그러던 어느날 내에게 고혈압이란 병이 침범했다.

 고혈압은 대부분 증상이 나타나지 않는단다. 이처럼 두통, 뒷목이 뻣뻣함, 심한 코피등을 호소하기도 하나 소수에만 나타난단다. 대부분의 경우에서 고혈압에 의한 여러 합병증이 발생하기 때문에 고혈압은 "소리없는 살인자"라고 하기도 한다. 그리고 혈압이 높고, 낮은 정도와 증상이 심한 정도는 전혀 관계가 없기 때문에 증상에 기초해 고혈압을 진단 하거나, 치료하는 것은 불가능 하다는 전문의들의 대답이다. 고혈압인 상태를 모르고 지내거나, 알고도 치료를 적극적으로 받지 않을경우, 이런 합병증들이 상당히 심해진 후에야 증상이 나타나는 경우가 대부분 이므로 고혈압을 진단 받은 환자는 현재 아무런 증상이 없다 하더라도 혈압을 낮추는 적극적인 치료를 해야한단다.

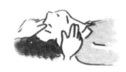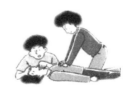

나는 자연요법으로 고혈압을 정복했다.

자연 료법이란 자연에 있는 햇빛과 공기 그리고 기후, 물, 모래 등 기본적인 자연수단들을 이용 하여 건강을 증진 시키고, 질병을 예방하고, 치료하는 방법을 말한다. 따라서 우리가 먹고, 움직이며, 일하고, 휴식 하는 일상 생활과 떼어서 생각할 수 없다. 여기에 운동요법, 식사요법, 생활섭생 등의 자연적 복합치료 수단도 제외일 수 없

다. 이런 의미에서 약초요법, 운동요법, 마사지요법등도 자연 치료 수단에 포함 시킬 수 있다

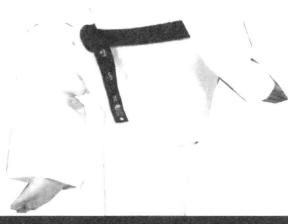

대도화랑무예협회 고문이셨던 (고)장동위 (원로배우)씨가 평소 즐겨하시던 얼쑤덩더쿵 기공체조

127

　자연요법은 자연 치료 수단에 복합적인 자극 요법인 동시에 종합적인 조절 요법이며, 건강 진흥과 기능 회복을 보장해주는 가장 뛰어난 예방 치료법이다. 고혈압의 자연 요법은 환자의 정신적 스트레스를 없애고 물질대사와 신장의 혈액 순환을 좋게하며, 심장질환 계통을 단련하는등 병의 원인적 요소들을 없애므로서 혈압을 낮추고, 몸을 단련시키며, 병을 빨리 낫게 하는데 목적이 있다한다.

　나는 그동안 일과 생활에 파묻혀 내몸을 돌볼사이 없이 숨가쁜 생활을 해오던중 2005년도에 고혈압이란 진단을 받으면서, 이젠 나도 환자가 되었구나 라고 생각하니, 마음이 무척 무거웠다. 지금까지 건강하게 잘 지내어 왔는데 하고 큰 부담을 가졌었다. 그러던 어느날 후배 작가인 전영호씨가 양파즙이 혈압에 좋다고 보내 왔다. 그 때는 확실한 병원을 찾아야지 양파즙이 무슨 효력이 있겠는가 하고, 내심 가볍게 생각하고 전영호씨의 성의를 보아 그해 7월부터 매일 성심 성의껏 복용했다 . 그러나 양파즙은 1회에서 끝난게 아니라 매달 보내왔다. 1년이 되면서 그 높은 혈압이 90-150으로 내렸고 2년이 되자 75-130 이라는 정상을

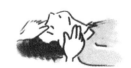
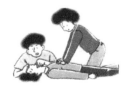

찾았다. 이렇게 3년을 꼬박
복용했고, 전영호씨의 성의
도 대단했다, 그보답은 꼭보
답을 할것이다. 그러나 병이
낫기 까지는 단순하게 양파
즙만을 복용하는 것만으로
는 아니었다. 첫째가 마음가
짐이었다. 전영호씨의 성의
에 절실한 고마음에 자신감
이였다. 전영호씨를 생각하

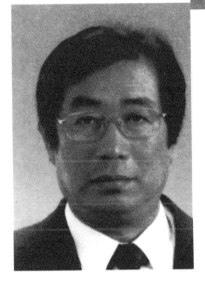

고, 마음에서 점점 좋아지고 있음을 느끼면서 매일 매
일 활력을 찾게 되었다. 따라서 지속적인 운동을 병행
했다. 어느병이든 다 마찬가지 이지만, 특히 고혈압
환자에게는 운동이 필수적이다. 고혈압이나 뇌졸중,
뇌동맥경화증등은 뇌세포에 산소와 영양물질을 공급
하고, 대사 산물을 운반하는 뇌혈관에 생긴 질병으로
모두 운동 부족과 관련되는 질병들이다. 꾸준히 운동
을 하면 우선 심장이 단련된다. 이렇게 단련된 심장은
힘 있게 뛰면서 뇌와 온몸에 골고루 피를 보내준다.
따라서 유연한 혈관의 탄력으로 건강을 유지한다. 또
한 심장이 힘있게 뛰면, 혈액 순환이 빨라지면서 혈
관 벽을 굳게 하는 코레스톨이 혈관 벽에 들어붙지
못하게하며, 뇌에 보내는 산소와 영양물질의 공

급도 좋아지고 뇌의 피로도 빨리 풀리면서, 그 기능
도 왕성하게 한단다.

 양파즙을 성심 성의 껏 복용하면서 나는 대도화랑
무예 의 "얼쑤덩더쿵기공체조" 와 자율파동공을 계
속 수련하고, 골프들 병행했다. 또한 일상생활속에
걷기를 많이 했다. 걷기는 일석이조의 효력을 얻기
도했다. 일간스포츠 사장, 스포츠투데이사장, 굿데
이신문 회장직에 있으면서도 자주 운전기사는 돌
려보내고, 지하철을 타고 한구역 한구역에 내려서
신문판매대에 들려, 독자들과 대화도 나누고 판매
실무진과 상황 급도 좋판단등을 수집 하여 신문 편
집에 참고했다. 이렇게 계단을 오르고, 내리고, 걷
고하는 동안에 충분한 운동을 겸한 셈이다. 그래서
사업도 건강에도 도움이되었다.

대도화랑무예의 "얼쑤덩더쿵 기공체조" 와 "자율파동공" 이란 어떤 것인가?

얼쑤 덩더꿍 기공체조법

 이 체조법은 "대도화랑무예" 화랑선공에서 동공(動
功)이라고도 한다. 움직이면서 근관절을 이완시키며
호흡법과 마음 공부를 동시에 하는 공법이다.

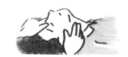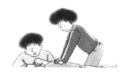

우리 고유의 춤사위와 체조를 혼합 변형하여 개발한 체조다. 신명나는 우리 고유의 덩더꿍, 굿거리등의 장단에 맞추어 덩실 덩실 춤사위의 체조를 한다. 부드러움 속에 강한 힘이, 소용돌이치고, 빠른 곡에서 빠르게 좀 과격하게 근육을 이완시켜 주며, 모든 폐기를 밖으로 발산한다. 한마디로 말해서 온몸에 자연의 기를 모았다가 빠른 음악에서 폐기를 내뿜는다. 장단에 맞추어 움직이면서, 정신을 집중시키는 것은 자신의 호흡을 통하여 장단을 생각하면서, 자기의 몸과 신체를 느끼려 할 때 가능해진다. 이렇게 정신이 집중되어 있을 때 기공체조에 몰입되어 자신의 호흡을 통한 최고, 최저의 상태를 자유롭게 유지하면서 동적 수련 방법을 터득하게 된다. 이와 같은 몸 공부를 통해 인내와 끈기의 심성을 기르고 자기의 고통을 참아 자아를 완성시킨다. 이렇게 형을 완성하여 기(氣)를 모으고, 기를 모아서 신을 기르고, 신을 잊어서 허(無)를 키운다. 이 운동을 통해 신체의 균형을 유지 내지 교정하고, 오장육부의 기능 강화를 통하여 건강을 추구할 수 있다.

자율 파동공

자율 파동공은 다른 동공처럼 미리 짜여진 격식과 순서에 따라 움직이는 것이 아니고 자기도 모르게 일어

나는 몸의 움직임에 스스로를 내 맡기는 색다른 공법
이다. 의식적으로 어떤 동작을 이끌지도 않으며, 저절
로 일어나는 동작을 의식적으로 멈추지도 않는다.

그것은 각자의 몸과 마음이 불편한 상태를 해소하기
위한 자연 발생적인 동작이기 때문이다. 한 예로 우리
가 무의식중에 하는 하품이나, 기지개따위는 따분한
마음의 상태나 피곤한 육체적 상태를 해소 할려고 저
절로 일어나는 동작인 것이다. 이러한 상태는 무엇으
로 조성되는가,? 그것은 정공이다. 정공의연
공 반응 중에 외동이 있다.
정공에서 호흡조절과 정신
집중이 제대로 이루어지
면, 내기가 발

동 하 여 활
발하게 온몸

을 운행하기 시
작한다. 즉, 자율파동공의
동작은 바로 외동의 연장
내지는 발전된 형태다. 외동
은 처음에 손끝이 뚫리고,
기혈이 거침없이 흐르게
됨으로써 더 이상의

동작이 필요 없게 되었기 때문이다.

전술한 "얼쑤덩더쿵기공체조"를 계속하다보면 이러한 자율파동공법이 저절로되어 건강 특히 고혈압에 으뜸가는 운동법이기도하다.

고혈압은 "아무것도 아니다." 란 자신감과 긍정적이고, 약을 복용하면서 점점 좋아지고 있다고 느끼면서, 마음을 가지면 최상의 효과를 본다.

자기의 병을 낫게 하는데는 우선 자신의 마음이다. "불가능이란 없다" 라는 명언을 믿고 어떠한 일이 있어도 해낼 수 있다는 자신의 신념, 그리고 끊임없는 노력과 인내심이다. 내가 처음 양파즙을 선물 받았을 때는 명성있는 유명 의학박사들도 고혈압은 완치할 수 없다는데, 흔해빠진 양파즙이 무슨 효력이 있겠는가 하고 전술 한바와 같이 후배작가 인전영호씨가 보내왔는데 안먹을 수도없고, 어쨌튼 성의에 보답하기 위해 열심히 복용했다. 그런데 막 약이 떨어 질무렵, 또 한 달분이 배달되었다. 그러고 보니 이 약이 좋긴 좋은 것인 모양이다 란 신뢰감이 생겼고. 끝내는 내가 이 약으로 고혈압을 정복 하겠다는 마음을 굳히면서, 기공체조와 내공, 골프 생활속에 걷기 운동 등을 열심히 병행 했다. 그러던 어느날 내 마음 속에 혈압이 좋아지고 있음을 느끼게 됐다. 그때부터 더욱 좋아짐을 느끼면서, 성심 성의 껏 복용을 시작했다. 지성이면 감천이라고 1년이되어 혈압을 재 보니 월등하게 좋아지면서 3년이라는 세월을 꼬박 복용했고, 전영호 작가도 대단한 성의였다. 그리고 나는 대도화랑무예의 화랑선공 수련을 잘했다고 생각했다. 혈압이 오르든가, 기분이 좋지않으면 앉거나, 아니면 누운자세에서 눈을 감고 백번을 속으로 세고 계속 중복하여 세면서 숫자를 셀 때마다 전신으로 혈이 잘 흐르며, 발 바닥 용천혈로 뜨거운 열기가 빠져나가고 있다고, 생각하며 연공을 했다. 처음에는 잘 안되었으나 양파즙 복용하듯이 성심성의껏 열심히 하다 보니 그효력이 대단했다. 그때 부터는 모든 병은 내 자신이 물리칠 수 있다는 자신감이 생겼다.

전술한바와 같이 간추리면 고혈압뿐만 아니라 다른 질병도 성심 성의껏 치료하면서 긍정적인 마음으로 효과가 있다라는 것을 느낄 때, 더욱 큰효과를 거둘 수 있다.

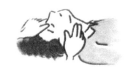
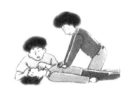

제2장

천기통(기공)으로
고혈압정복

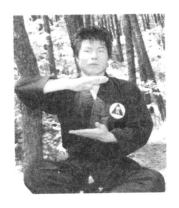

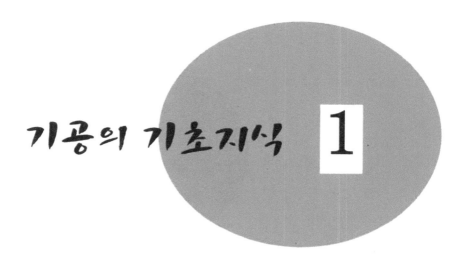

기공의 기초지식 1

1. 기(氣)는 어디에 있으며 기공(氣功)이란

기(氣)는 에너지이며, 따라서 눈에 보이지도 않고 만져볼 수도 없다. 예로부터 지금까지 기(氣)에 대한 정확한 정의는 내려질 수 없으며, 여러 학자들의 다양한 주장이 있을 뿐이다. 하지만 기(氣)는 우리가 존재하듯이 모든 만물에 충만해 있다.

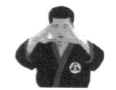

기(氣)는 부단히 변화하고 움직이는 신비한 에너지인 것이다. 또한 기(氣)는 인간 생명 전체와 자연계 모두를 좌우하는 중요한 결집체이기도 하다. 그것의 특징은 질량이 가장 작은 단위, 즉 초미량으로 되어 있으며, 속도는 초광속성으로 가장 빠르며, 시간과 공간을 초월하는 초물질적인 존재다.

오늘날 사람들이 흔히 말하는 기(氣)란 크게 두 가지로 나누어진다고 할 수 있다. 하나는 크고 넓은 의미로 본 유형(有形)의 기이고, 다른 하나는 좁은 의미로 본 무형(無形)의 기이다. 넓은 의미로서의 기(氣)란

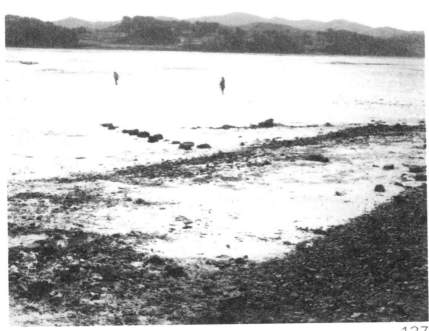

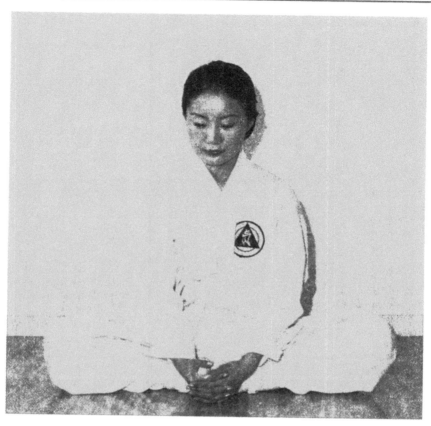

보통 사람들이 눈, 귀, 코, 입 등 몸으로 감촉할 수 있
고, 좁은 의미로서의 기(氣)란 그와는 달리 의력(意
力), 영감(靈感), 심체(心體)로써만 느낄 수 있다. 이
두 가지 의미로서의 기(氣)는 동시에 존재하며, 서로
간섭하고, 교차하며 시시각각으로 변화하면서 긴밀히

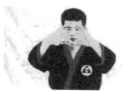

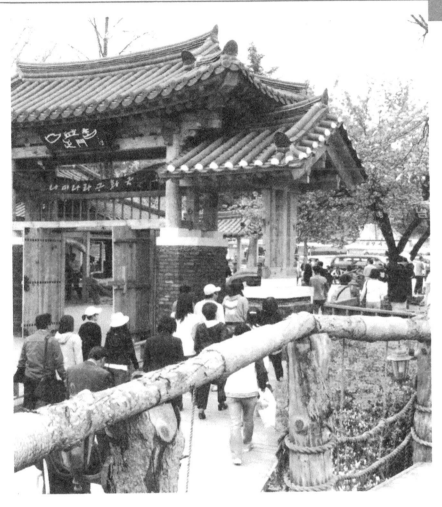

관계한다. 대자연계와 인체 내에는 이와 같은 기(氣)들의 운동과 변화가 무수히 많다.

 예를 들자면 비(雨氣)가 내리는 것은 누구나 보고 느낄 수 있는 일이다. 하지만 비(유형의 기)가 내리기 전에 무형의 기(氣)가 먼저 땅에 내린다. 때문에 어떤

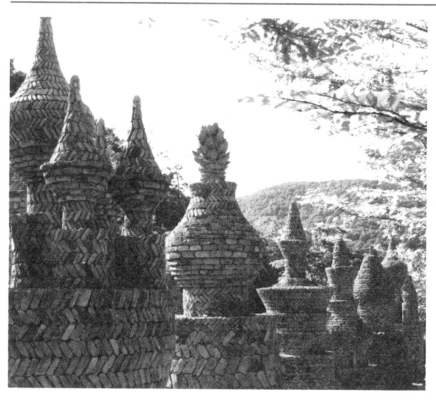

환자들은 관절이 아프다든가, 숨이 가쁘고 숨이 막히
는 등의 이상한 느낌을 받는다. 이것은 무형의 기(氣)
의 작용이라고 할 수가 있다. 사람의 몸은 유형이고
관념은 무형이다. 따라서 우리의 관념은 우리의 행위
를 통제한다. 그러므로 기공수련을 효과적으로 하면
몸과 마음을 다스릴 수 있는 능력을 갖게 된다. 한마

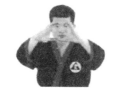

디로 공(功)은 기(氣)를 수련하는 데 드는 정성을 뜻한다. 따라서 기공(氣功)은 삼조(三調)를 통해서 인체 내외의 기(氣)를 잘 조화시켜 무병장수를 이루려는 일종의 건강법이라고 할 수가 있다. 여기서 삼조(三調)란 조신(調身), 조식(調息), 조심(調心)을 이르

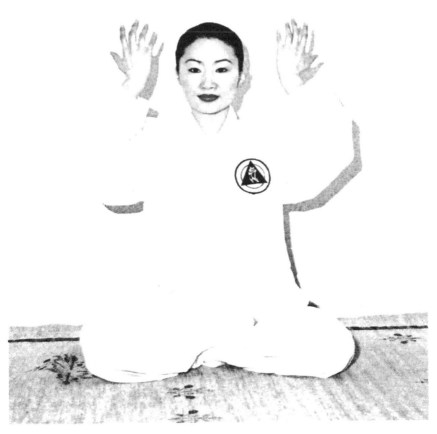

는 말이다.

2. 기(氣)의 작용

 장기적인 긴장 상태는 여러 가지 질병을 유발시킨다. 그러나 이러한 긴장상태를 풀어 주는 여러 가지의 공법이 몸과 마음을 이완시켜 완전 건강을 유지할 수 있도록 도와준다. 기공을 하면 흥분 상태에 있던 대뇌피질의 활동이 억제 상태로 들어가므로 충분한 휴식을 취할 수 있게 되며, 교감신경과 부교감신경의 조절 능력을 높여 주기 때문에 대뇌 활동이 안정되어 기혈을 조절하고 마음을 진정시킬 수가 있다.

 사람이 기공태(氣功態 : 기를 수련하는 상태)에 들어가면 체내에 진기(元氣), 내기(內氣), 정기(正氣)가 살아나 원활히 순환되고 에너지를 강화시키므로 체내의 저항력과 자연 치유력이 높아져 사기(邪氣 나쁜 기운, 병 기운 등)를 몰아낼 수가 있다. 또한 체내에서의 기혈의 흐름과 팔촉(八觸)을 느낄 수 있다. 팔촉이란 몸이 커지거나, 작아지고 가벼워지거나, 무거워지고 뜨겁거나, 차가워지고, 가렵거나 저리는 등의 여덟

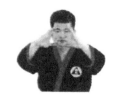

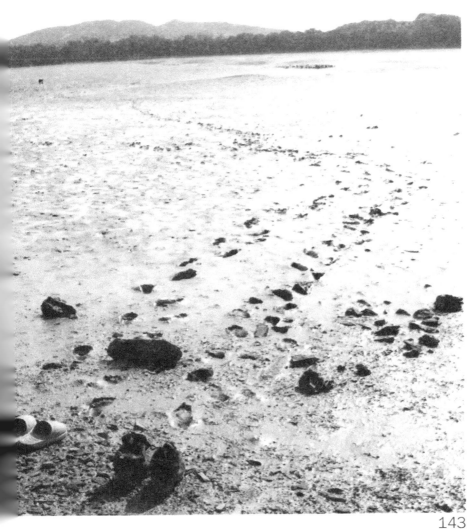

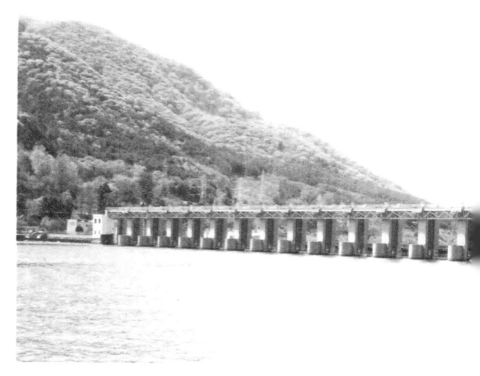

가지 느낌을 이르는 말이다. 기공을 하면 칠정(七情 : 일곱 가지 인간의 마음)을 조절하여 심성이 바르게 된다. 기공의 수련은 도덕의 수양과 관계되기 때문이다. 마음을 깨끗하고 바르게 할 때, 기공 수련도 그만큼 깊이가 더해질 수 있으며, 아무리 공력이 높은 기

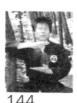
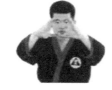

144

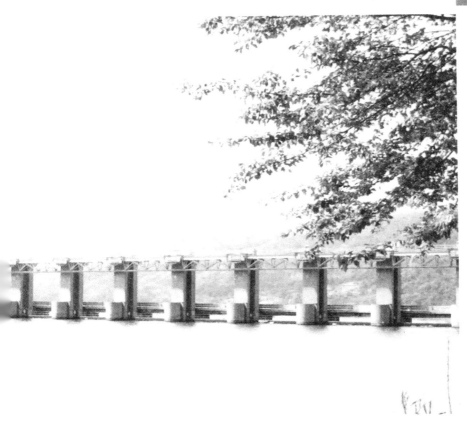

공사라 할지라도 올바른 가치 기준이 없고, 마음이 문란해지면 공력도 자연히 떨어지는 것은 당연한 일이라고 하겠다. 인체는 매우 큰 잠재능력을 갖고 있는 에너지의 창고이다. 사람의 대뇌세포는 약 140-160억 개 정도인데 평소에 쓰여지고 있는 세포는 10억-20억 개를 넘지 못한다. 즉 대뇌 능력의 10%-20% 정도만 활용되고 나머지 80%~90%는 개발되지 못하고 있는 것이다. 기공수련이 깊어지면 사람에 따라서

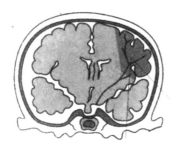

는 여러 가지 생리적인 신비한 능력을 나타내기도 한다. 예를 들면 맥박의 수를 조절하고 몸을 사용하지 않고도 물건을 운반하는 등 사실적으로나 형태, 과학적으로는 해석하기 어려운 기묘한 현상, 즉 초능력이 나타난다. 또한 기공은 내장의 원활한 활동과 신체의 기능을 높여며, 마음을 조절하므로 혈압환자들에게 큰도움이 된다.

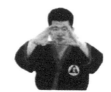

우리 몸에 질병이 생기는 3가지 원인

우리 인체에 기가 막히면 곧 병이 온다. 기를 막히게 하는 것은 여러 가지가 있다. 마음으로부터 올 수도 있고, 기후나 음식, 계절의 변화 등 인간을 둘러싼 환경이 원인이 될 수도 있다. 이 모두를 종합해 보면 대략 세 가지 원인으로 나뉘어진다. 몸의 내부에 원인이 있는 내인(內因), 몸의 바깥에 원인이 있는 외인(外因) 이 두 가지가 복합적으로 작용한 불내외인(不內外因)이 그것이다.

1. 마음에서 오는 오욕칠정

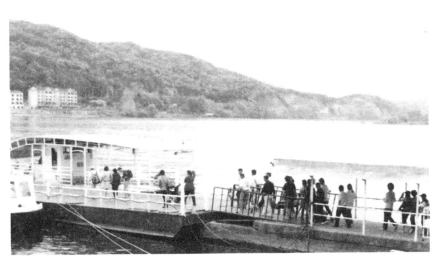

147

소문거통 편에서 보면 "너무 성내면 기가 위로 오르고, 너무 기뻐하면 기가 해이해지고, 너무 슬퍼하면 기가 소실되고, 너무 두려워하면 기가 아래로 내려가고, 너무 놀라면 기가 산란해지고, 너무 생각하면 기가 맺힌다." 고 했다. 음양응상대론에서는 너무 기뻐하면 심을 상하고, 너무 성내면 간을 상하고, 너무 생각하면 비를 상하고, 너무 근심하면 폐를 상하고, 너무 두려워하면 신이 상한다.' 고 하였다. 또 영추구문 편에서는 슬픔과 근심걱정이 심하면 심이 동요하게 되는데 심이 동요하면 오장 육부가 다 같이 동요하게 된다."고 하였다. 한결같이 감정의 동요에 의해 몸과 마음이 영향을 받는 것을 밝히고 있다. 이러한 감정의 변화는 크게 일곱 가지로 나뉘는데 이것을 칠정이라 한다.

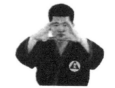

기쁨(喜)

 기쁜 감정은 일반적으로 건강의 상징이다. 그러나 욕망을 추구하는 기쁨을 쫓아가다 보면 심기(心氣)가 흩어져 심신이 편안치 못하므로 병이 생기게 된다. 옛말에 "기가 막히게 좋다," 라는 말이 있다. 좋은 것도 적당하게 좋아야지 기가 막힐 정도로 넘치면 부작용이 생기게 마련이다. 중심을 잃으면 그것이 병이 된다. 영추본신편에 보면 "기쁘고 즐겁기만 하면 신은 흩어져 간직하지 못한다." 고 하였다. 갑자기 큰 기쁨을 안게 되면 심이 허한 사람은 심기가 허탈하게 되어 위경에 빠지는 경우도 있다.

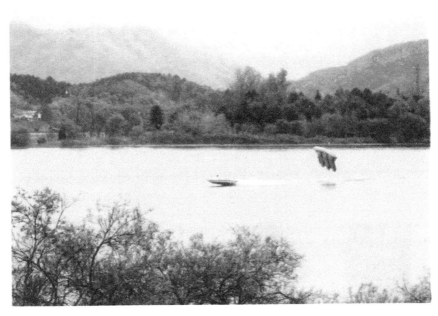

노여움(怒)

노여움은 기가 흥분되어 위로 치밀어오르면서 감정이 폭발되어 일어난다. 소문조경론에 보면 "혈기가 지나치면 잘 노한다."고 하였다. 음양응상대론에서는 "몹시 노하면 마음을 상한다."고 하였다. 내경에서는 "노하면 간을 상한다."고 하였다. 혈기가 강한 사람은 잘 노하나 그만큼 장부(臟腑)의 기(氣)도 튼튼하므로 여간해서는 병까지 될 것은 아니지만 만일 크게 분노하면 발병 원인이 될 수 있으며, 음이 부족하고 화가 성한 사람은 장기(臟氣)의 부족으로 정서의 조절이 잘 되지 않게 되므로 한번의 노여운 일 때문에 그 분노가 발병 원인이 되는 경우가 많다. 분노로 인하여 간기(肝氣)가 팽창되고 간장에 화 기운이 넘치게 되어 이것이 비위를 자극하여 설사, 구토, 복통 등의 발작이 일어나기도 한다.

근심(憂)

근심이 있으면 표정이 우울해진다. 근심 걱정이 너무 지나치면 폐를 상하여 폐의 기를 해치게 되므로 가슴

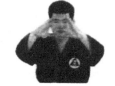

가슴이 답답하여 견딜 수 없으며 얼굴에 윤택이 없어지고 창백해진다. 영추본신편에서는 "근심 걱정을 계속하면 비(脾)의 의지(意)를 상한다."고 하였다. 근심의 근본은 폐에서 생겨나는 감정이나 항상 생각을 동반하기 때문에 오래 지속되면 결국 비의(脾意)를 손상하게 되어 식욕도 감퇴하게 된다.

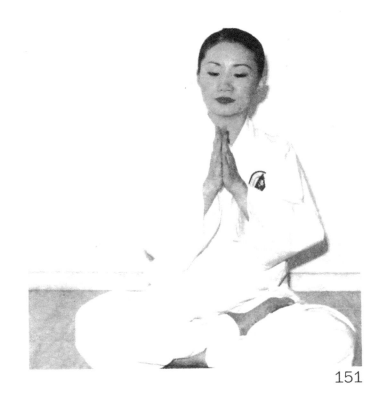

슬픔(悲)

슬픔은 상실의 고통에서 생기는 경우가 많다. 상사(喪事)나 이별. 고통 등이 요인으로 작용하며 슬픔으로 인하여 내장이 손상되기도 하고, 내장의 손상으로 인해 슬픔이 생기기도 한다. 영추본신편에 "심기(心氣)가 허하면 슬퍼한다."고 하였다. 이것은 내부 장기가 허함으로써 슬픔이 생기는 것을 말한다. 또 "비애가 속으로 동하면 간혼(肝魂)을 상한다."고 하였다.

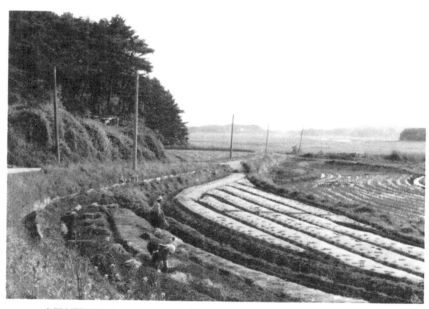

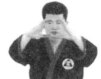

생각(思)

 생각은 뜻을 곱씹어 되새겨보는 것이다. 생각은 두 가지 측면이 있는데 한 측면은 사고, 사색 등으로 학자나 독서가들의 직업에서 습관화된 것이므로 발병 원인이 되지는 않는다. 그러나 어려운 문제에 걸려 지나치게 사색을 하게 되면 심장, 비장의 피가 소모되고 전신에 적지 않은 손상이 생겨 결국은 발병 원인으로 되는 경우도 있다. 이러한 경우는 우려와 근심으로 기를 맺히게 하므로 심과 비에 미치는 영향이 크다. 영추본신편에 보면, "두려움이나 사려(思慮)를 하면 심신이 상한다."고 하였다

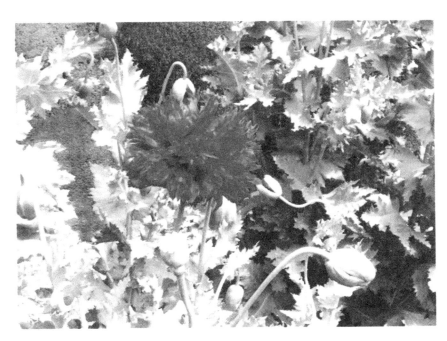

두려움(恐)

두려움은 정신이 극도의 긴장으로 인해 발생하며 담 (膽, 쓸개)의 힘과 관련이 있다. 일반적으로 담력이 강해야 큰일을 할 수 있다고 하는 것도 담력이 두려움 을 이길 수 있는 용감함을 주관하기 때문이다. 외부 자극으로 인해 발생되는 공포는 내장의 기운만 튼튼 하면 이내 풀릴 수 있으나 담(膽)의 약화로 인해 발생 되는 공포는 좀처럼 풀리지 않는다. 보통 두려움은 신 (腎)이 허하고 심장의 기운이 허한 사람들이 흔히 공 포에 사로잡힌다. 영추본신편에 보면 "신을 상하면 공포로 정신이 부족하여진다."고 하였고 소문의 음양 응상대론에는 "공포는 신을 상한다."고 하였다.

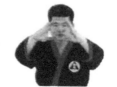

놀람(驚)

놀라면 심신이 동하고 정서가 불안해진다. 소문거동 편에 보면 "놀라면 마음이 의지할 데가 없고 정신이 안정할 데가 없으면 생각도 안정할 수 없으므로 기가 혼란하게 된다."고 하였다. 대체로 몹시 놀라면 가슴이 뛰는데 이는 "놀라면 기가 동란 한다," 고 말한 것과 같이 기가 날뛰게 되는 것이다.

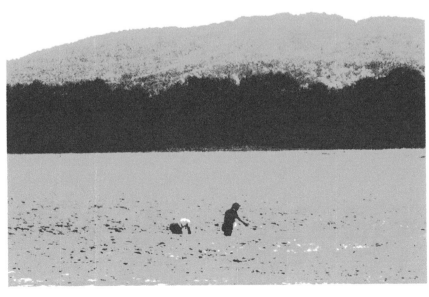

2. 기후, 음식, 병균, 스트레스 등

외부로부터 병이 발생되는 요인은 크게 두 가지로 나눌 수 있다. 하나는 기후와 음식 병원균 같은 물리적 환경이고 다른 하나는 스트레스와 같은 심리적 환경이다. 기후에는 풍(風), 한(寒), 서(暑), 습(濕), 조(操), 화(火)의 육기(六氣)가 있다. 일반적으로 이들은 계절의 현상으로서 병인으로 간을 보해야 한다. 겨울에 신장을 상하면 봄에 가서 사지의 힘이 약해진다 또한. 음식도 사람의 체질에 따라 기운을 증진시키기도 하고, 감하기도 하는 등 약이 되기도 하고 독이 되기도 한다. 그러나 무엇보다도 현대인들의 기운을 막히게 하는 데 치명적인 영향을 미치는 것은 스트레스이다. 스트레스는 기운의 원활한 흐름을 저지하여 수승화강이 되지 못하게 한다. 불기운이 위로 성하게 하여 입 안의 침을 마르게 하고 혈관을 좁혀서 동맥경화나 고혈압을 유발시키며 소화액 분비와 위장의 원활한 작용을 막아 음식물의 소화 흡수를 어렵게 하기도 한다. 실로 스트레스는 만병의 근원이라고 말한다.

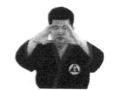

3. 불내외인(不內外因) : 복합적 원인

외인과 내인이 잘 분별되지 않는 복합적인 경우를 말한다. 사실 질병 중에는 이러한 경우가 많은데 내인과 외인이 상호 복합적으로 작용하여 내인과 외인의 구분이 모호한 것이나 방실부절(房室不節, 지나쳐 정기를 손상함), 창상(創傷, 칼에 베이거나 찔린 것), 벌레나 짐승에 상한 것 등이 여기에 포함된다. 과욕은 내인이지만 과로를 불러오므로 외인이기도 하다. 또 과음, 과식은 외인이라 하나 그 원인이 마음에 있으므로 내인이라고도 본다. 또한 잘못된 자세로 인한 골절의 불균형과 내장의 기능 저하도 여기에 속할 수 있는데 짐승에 상한 것 등이 여기에 포함된다. 과욕은 내인이지만 과로를 불러오므로 외인이기도 하다. 또 과음, 과식은 외인이라 하나 그 원인이 마음에 있으므로 내인이라고도 본다. 또한 잘못된 자세로 인한 골절의 불균형과 내장의 기능 저하도 여기에 속할 수 있는데 이는 자세를 잘못함으로써 척추가 비뚤어지고 근육이 긴장되거나 신경이 눌려 통증과 내장의 기능저하가 오는 경우가 있고 내장 기관의 기능 저하로 인해 연결된 뼈와 근육을 당기게 되어 자세를 비뚤어지게 만들기도 한다.

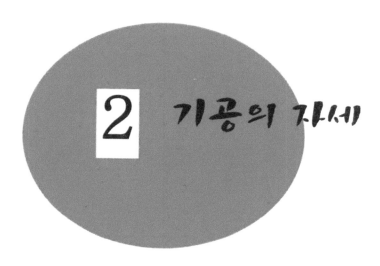

2 기공의 자세

　화랑선공 에서는 천지인삼재(天地人三才) 삼합(三合)의 원리(原理)에 입각하여 서서 하는 기공(氣功)을 직립공(直立功)이라고 하고 하늘(天)에 가름하고 앉아서 행(行)하는 기공을 좌공(坐功)이라고 하며 사람(人)에 가름하고 누워서 행하는 기공을 와공(臥功)이라 칭하며 이를 땅(地)에 가름하였다

  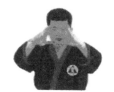

158

1,직립공(直立功)

직립공은 많은 기공법(氣功法) 가운데 가장 기본이
되는 중요한 동작이다. 모든 동물들 가운데서 사람만
이 직립보행(서서 보행) 동물이기에 선 자세로서 기
공을 연마한다. 서
서 하는 직립공은
모든 기공법의 주
춧돌이 되므로 초
입문자(初入門
者)라도 일 주일
정도만 연공하면
기감(氣感)이 생
기는 것을 느끼게
된다. 선 자세는
유파에 따라 여러
가지가 있으나 그
중 가장 기본적이
고 효과 있는 자세
를 화랑선도에서
도 행한다.

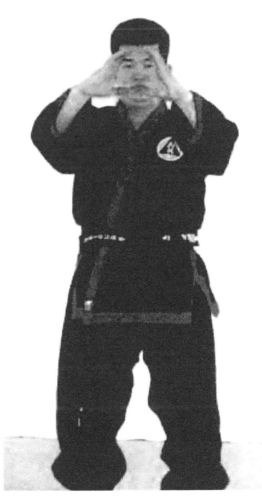

159

화랑선공에서는 천지인삼재(天地人三才) 삼합 (三合)의 원리(原理)에 입각하여 서서 하는 기공 (氣功)을 직립공(直立功)이라고 하고 하늘(天)에 가름하고 앉아서 행(行)하는 기공을 좌공(坐功) 이라고 하며 사람(人)에 가름하고 누워서 행하는 기공을 와공(臥功) 이라 칭하며 이를 땅(地)에 가 름 하였다.

직립공

자연식(自然式), 삼원식(三圓式), 하안식(下按式)이 있다. 이 세 가지 방식은 무릎을 구부려 자세를 높게 유지하는 것으로 무릎 뒤쪽 각 도를 170도가 되게 하는 것으 로서 체력소모가 비교적 적으 므로 병약자나 노인들이 많이 행한다.

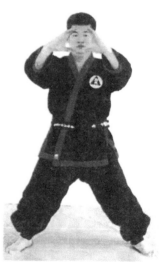

둘째 중위식은 고위식이나 저 위식의 중간으로 무릎 뒤쪽 각 도를 약130°가 되게 하는 것으 로써 건강한 사람과 초보자도

  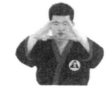

여기서부터 시작한다.

셋째 저위식은 무릎뒤 쪽 각도를 최저 90도까지 구부려 자세를 가장 낮게 하는 방법인데 그러니만큼 체력 소모가 많으므로 익숙해진 건강인들이 한다. 건강한 사람일지라도 처음부터 저위식을 하기보다는 중위식부터 시작하여 숙달된 후 저위식으로 행하는 것이 좋다. 몸을 차렷 자세처럼 똑바로 세우면 방송하기 힘들다. 말의 뒷다리처럼 마보 자세가 가장 적합하다. 마보 자세를 취할 때는 무릎을 굽힘과 동시에 미골(尾骨)을 그냥 밑으로 힘을 빼어 조금 구부린 듯이 한

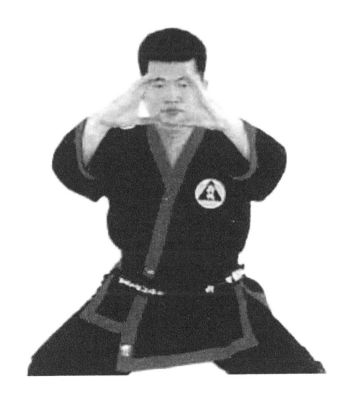

다. 몸무게의 중심은 양 다리 중간에 온다. 나무줄기를 얼싸 안은 자세일 때도 손과 가슴의 거리가 60㎝ 가량 되도록 한다. 무릎은 고위식. 중위식, 하위식 중에서 알맞는 방법을 택한다.

삼원식 – 삼원이란 세 개의 원 즉 족원(足圓), 비원, 수원(手圓)을 가리킨다. 자세는 전과 동일하며, 양 발끝을 안 쪽으로 돌려 팔자형을 만든다. 한쪽 발뒤꿈치에서 엄지발가락 다른 쪽 발뒤꿈치를 연결하는 선이 원(반원)을 이루게 한다. 이것이 족원이고 다음은 양 팔을 앞으로 들어올린 후 팔꿈치를 구부려 무엇을 얼싸안은 듯한 자세를 취한다. 이것은 비원이다. 그런 후 양 손바닥을 안쪽으로 향하게 하고 열 손가락 사이를 모두 벌려 마치 큰 공을 잡고 있는 듯한 모양을 만든다. 수원이다. 양 손은 눈의 거리가 약 30㎝ 정도이고, 손을 가슴 높이까지 내려 큰 나무 줄기를 얼싸안은 자세일 때도 손과 가슴의 거리가 60㎝ 가량 되도록 한다. 무릎은 고위식, 중위식, 하위식 중에서 알맞

 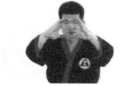

는 방법을 택한다.

하안식 — 기본 요령은 전과 동일하다. 다만 팔꿈치를 구부려 양 손을 앞으로 펴 드는것만이 다르다. 팔뚝 (하박부)을 수평이 되게 하고 손바닥을 아래로 향하게 하여 밑으로 내리누르는 듯한 자세를 취한다. 손가락 사이는 모두 벌리고 고위식, 중위식, 하위식 중에서 택일한다.

직립공의 여러가지 자세들

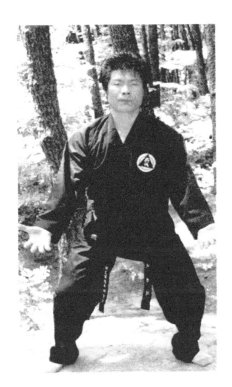
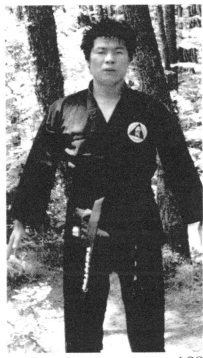

좌공법(坐功法)

정좌(正坐)란 글자 그대로 바른 앉음새란 뜻이다. 정좌의 자세는 의자에 걸터앉는 자세(좌선공)를 비롯하여 결과부좌와 반가부좌, 무릎 좌(坐), 양 발 뻗기, 편족좌, 쪼그림좌 등이 있다.

좌선공 - 걸터앉은 의자의 높이는 적당한 것이 좋은데 나무 의자가 좋다. 양 발의 어깨 넓이로 벌리고 허벅지는 수평을 유지하며 정강이는 허벅지와 직각이 되도록 구부린다.

양 발은 평행하게 하여 바닥에 붙이고 바닥에서 떨어지지 않도록 주의한다. 양 손의 손바닥은 아주 자연스럽게 허벅지 위에 놓는다.

머리와 목은 반듯이 펴고 양 눈은 반쯤 감은 채 전방을 수평으로 바라본다. 좌식으로 연공할 경우 대개는 등받이에 기대지 않지만 체력이 약하여 지탱하기 어렵거나 기대는 쪽이 쾌적할 때, 또는 기대는 것이 방송하기 쉬울 때는 기대고 연공해도 무방하다. 기댈 경우에는 부드러운 모포 같은 것으로 등받이를 감싸는 것이 좋다.

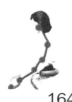

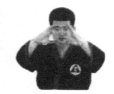

좌식에 의한 연공은 입정이 쉽고 체력이 그다지 소모되지 않으므로 고혈압이나 심장병, 기타 질병으로 오래 서 있지 못하는 사람에게 적합하다.

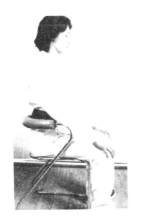

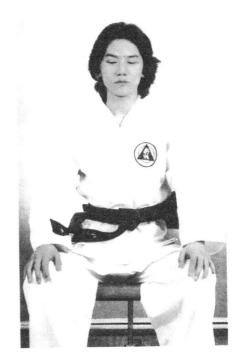

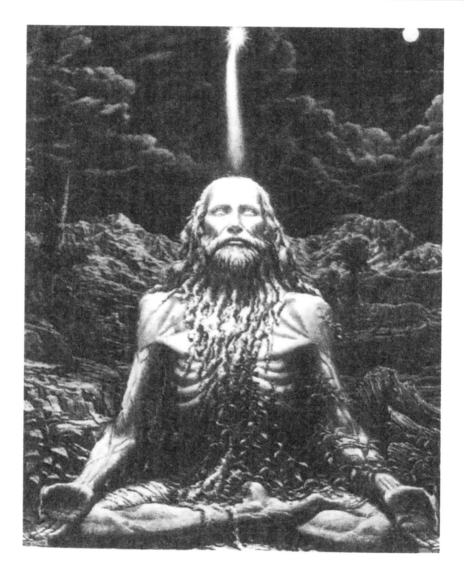

  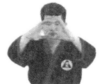

결과 부좌

좌선은 머리로 생각하는 것이 아니고 기해 단전(배꼽 아래 7세치)의 힘으로 이루어지기 때문이다. 그런데 다리가 짧은 사람이나 다리에 살이 많은 사람은 결가부좌를 하기가 불편하니 부득이 반가부좌를 하는 수밖에 없다.

몸가짐이 이미 정해지고 호흡도 고르게 된 연후에 아랫배를 관방(寬放), 즉 너그럽게 하고 그리고 힘을 듬뿍 주고, 일체의 선악을 생각하지 말라. 그러기 위해서는 신상(身相), 기해, 사량(思量)의 순으로 조정해 나간다. 신상은 좌상(坐相), 즉 앉음새를 말한다. 앉음새의 가장 안정된 좌상은 피라미드형이다. 바로 결가부좌의 좌상이 그에 해당된다. 똑바로 앉아 두 무릎을 50도 정도 펴고 앉는데 전신의 중량이 모두 아랫배로 가기 때문에 장시간 동안 앉기는 곤란하다.

그러나 앉음새의 표준 체형으로 결가부좌하게 되어 있다. 결가부좌는 오른쪽 발을 왼쪽 넓적다리 위에 당겨 붙여 놓고, 왼쪽 발을 오른쪽 넓적다리 뒤에 교차적으로 얹으면 된다. 그런데 두 발 다 바싹 당겨서 하복부에 붙여야 한다.

이 때 두 발이 같은 각도로 교차할 것과 그리고 두 무름에 깐 좌표에 딱 밀착하도록 해야 한다. 어느 쪽 무릎이건 조금이라도 뜨면 몸이 안정되지 않는다. 두 무릎이 좌표에 닿지 않으면 닿을 때까지 엉덩이에 좌표를 높이 깔도록 한다. 오른발을 왼쪽 다리 위에 얹어 놓는 것을 반가부좌라 한다. 반대로 해도 된다. 이것 외에 무릎좌(꿇어 앉는 꼴)에는 발가락을 꺾어 앉는 법과 발목을 바닥에 높여 깔고 앉는 법이 있다.

 편족좌(한쪽 무릎 세워앉기), 쪼그림좌(쪼그려 앉기) 등 여러 가지의 앉는 행공법(行功法)이 있다.

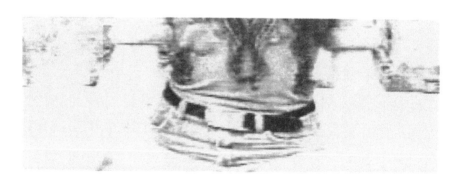

  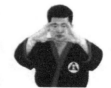

앉음새의 순서

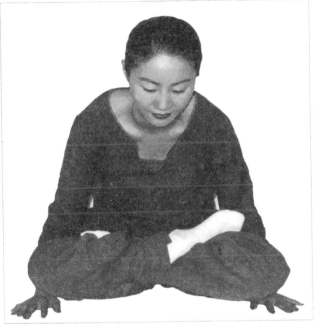

그림과 같이 결가부좌 자세에서 앉은채

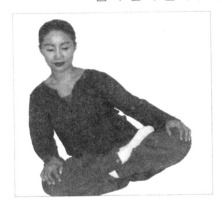

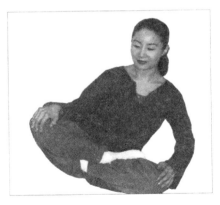

그림과 같이 좌 우로 몇차례 움직여 중심을 잡는다.

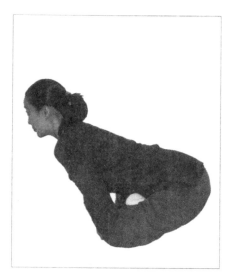 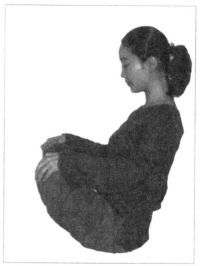

이어서 앞, 뒤로 움직이어 중심과 안전한 자세를 잡은 다음

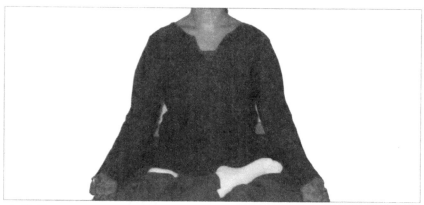

오흡을 가다듬고 웃음을 머금고 연공한다.

  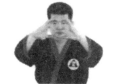

앉는 자세의 종류와 손 처리

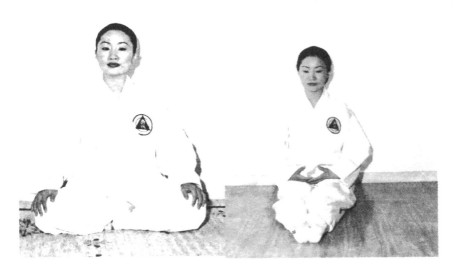

반가부좌 상태에서 양 손은 무릎위에 편안하게 얹어 놓는다

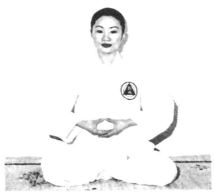

그림과 같이 반가부좌 상태에서 양 손은 깍지를 끼고 단전에 원을 만든 자세

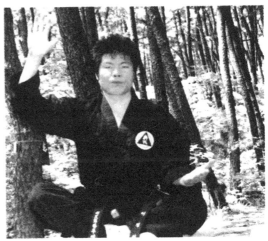

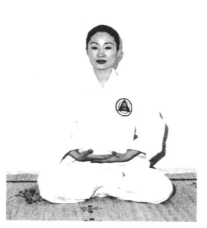

반가부좌 상태에서 양 손을 단전
에 포개서 손바닥을 위로향하게
하는 경우도 있다

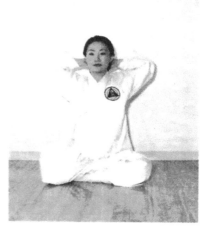

반가부좌 상태에서 양 손을 깍
지끼고 뒤 목을 감쌓아 쥔다.

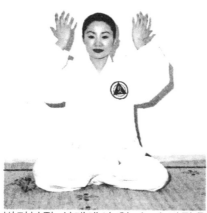

반가부좌 상태에서 양 손 손바닥을
뒤로 향하여 몸의 중심을 잡는다.

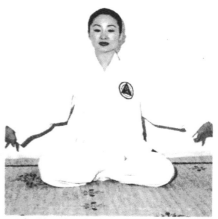

반가부좌 상태에서 양 손바닥을
바닥으로 내리고 지기를 받는다.

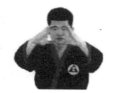

172

앉는 자세의 종류와 손 처리

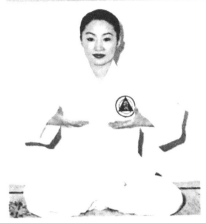

반가부좌 상태에서 양 손을 그림과 같이 가슴에 대고 손바닥을 위로 향한다.

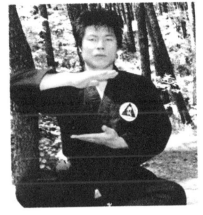

반가부좌 상태에서 그림과 같이 손바닥을 엇갈리게 한다.

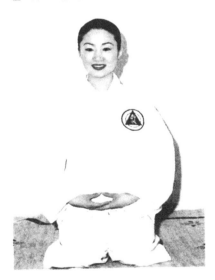

무릎을 꿇고 앉는다 손은 원을 만들어 단전에 댄다 무릎의 정자세는 허리를 펴준다.

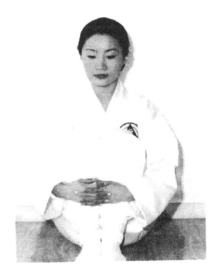

편안하게 양무릎을 끼어 앉는다.

173

와식공

측와식(側臥式-옆으로 드러눕는 자세)과 양와식이 있으며 자신의 취침시 습관에 따라 선택할 수 있다, 양와식은 위를 바라보고 길게 누워 베개를 알맞게 받친다. 항상 베개를 사용하는 것이 좋은데 너무 딱딱하지 않은 것이 좋다. 머리와 목은 자연스럽게 펴고 쾌적하고 긴장감을 느끼지 않는 베개를 받치며 양 발은 어깨 너비로 벌리고 양 손은 몸의 양쪽에 자연스럽게 둔다. 측와식은 몸이 왼쪽이나 오른쪽을 향하도록 모로 눕는다. 대개는 오른쪽을 향하여 (몸의 우측이 아래가 된다.) 눕는데 간장이나 담낭에 질환이 있는 사람은 왼쪽을 향하는 것이 좋다.

오른쪽을 향할 경우 우측 발은 약간 구부려도 상관없지만 자연스럽게 펴고 좌측 발은 구부려 우측 발에 얹고 발등은 우측 정강이의 장딴지에 가볍게 얹는다. 오른손은 머리 앞의 베개 가장자리에 놓고 왼쪽 손은 왼쪽 허벅지 언저리에 올려놓거나 하복부에 얹는다. 왼쪽을 향해 누울 때에도 요령은 마찬가지다. 양와식이

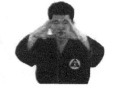

든 측와식이든 모포나 요를 깔고 연공 한다. 와식은 오랫동안 앉거나 서 있기 어려운 중환자에게 적합한 방식인데 일반 연공자 특히 신경쇠약이나 불면증이 있는 사람이 취침 직전에 연공하기 적합하다. 양와식 연공 중에 잠이 들면 수공할 필요 없이 잠을 자도 괜찮다. 이상이 기초 공법의 세 가지 연공 자세다. 연공자 자신의 육체적 조건에 맞춰 선택할 수 있는데 대개 초심자의 경우에는 여러 가지 자세로 연공해 보아서 연공자 자신이 좋다고 느끼는 방송 입정이 쉬우며, 기감이 좋은 방식을 선택하면 좋다.

우측와식 이 세 가지 자세로 연공할 때 양 손을 두는 위치는 앞에서 설명한 방식 이외에 양 손을 포개서 배꼽 밑에 얹는 방식도 있다.

 학설에서는 왼손은 기를, 오른손은 혈을 주관하고, 남자는 기를 보하는 것을, 여자는 혈을 보하는 것을 중심으로 하므로 양 손을 포갤 때 남자는 왼손을 밑으로 오른손을 위로 하며, 여자는 오른손을 밑으로 왼손을 위로 하여 양 손 엄지 끝을 맞닿게 하며 입식에서는 양 손 손바닥을 위로 향하게 하고, 좌식과 입식에서는 손바닥을 아래로 향하게 하여 복부에 댄다. 이상이 기초 공법의 세 가지 연공 자세다. 연공자 자신의 육체적 조건에 맞춰 선택할 수 있는데 대개 초심자의 경우에는 여러 가지 자세로 연공해 보아서 연공자 자신이 좋다고 느끼는 방송 입정이 쉬우며 기감이 좋은 방식을 선택하면 좋다.

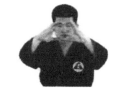

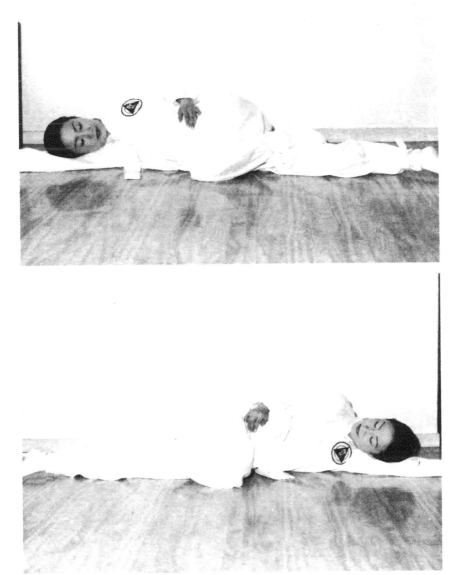

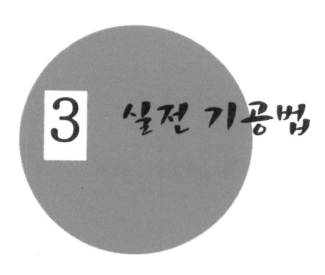

3 실전 기공법

신기통 이란

 대체적으로 기공(氣功)은 하단전부터 수련하여 중단
전, 상단전 순으로 수련하는 것이 원칙이지만 대도화
랑무예 화랑선공 에서는 신기통(상단전)부터 연공이
시작된다, 천, 지, 인, 정, 도 란 글자만 소리내어 외우
거나 글자를 입 속으로 생각하게만 해도 백회(정수
리)의 문이 열리면서 우주의 기(생체 에너지)가 쏟아

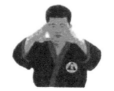

들어오는데, 이것은 어느 한 부분을 생각함으로써 이루어진 현상으로서 화랑선공애서는 이것을 초단계인 "신기통"이라고 한다. 그 이유는 다음과 같다

1. 신기통은 백회를 통해 곧바로 들어오는 우주의 에너지를 축적시키는 행공이기 때문에, 하단전 부위부터 차곡차곡 축적시켜 하단전과 병행한다면 그만큼 입체적인 것이 된다. 즉 뿌리에 거름을 주는 근비(根肥)와 잎에 거름을 주는 엽면시비(葉面施肥)를 함께 실행하는 방법이라고 생각하면 된다.

2. 밑거름을 주고 엽비(葉肥)를 주면 그만큼 수확이 빠르고 많은 열매를 맺듯이 신기통은 하단전의 입체적 행공도 이와 같은 효과를 나타낸다.

3. 하단전이 좋은 줄 알면서도 실행하지 못하는 중환자나, 유아 혹은 노령층도 신기통은 누구나 할 수 있

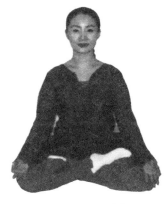

179

므로 일단 신기통을 통해 생체 에너지를 축적시킨 다음 그것을 바탕으로 하단전을 병행하면 누구를 막론하고 완성의 경지에 도달하는 계기가 된다.

4. 신기통을 하고 나면 비록 단전호흡을 전혀 하지 않았던 초보자라도 호흡의 문이 저절로 열리기 때문에, 신기통 자체의 효과는 효과대로 유지하면서 하단전까지도 저절로 이루어지는 이점이 있다.

5. 신기통은 영적 차원의 생체 에너지 축적이 용이하고, 하단전은 정(精)적인 차원의 생체 에너지에서 부터의 축적이 가능해지기에, 이 두 가지를 병행할 경우 조화적으로 생체 에너지가 축적된다.

6. 하단전은 우주의 리듬에 의해서 행공이 잘 될 적이 있는가 하면 반대로 잘 안 될 때가 있는데, 이 때에 신기통 행공을 하면 그 공백이 메꿔지기 때문에 완성의 경지를 앞당길 수 있다.

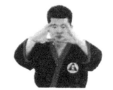

7. 생체 에너지의 패턴이 정착되기 전까지는 하단전 행공은 고통이 수반되므로, 신기통의 병행은 이러한 문제를 보완할 수 있다.

8. 하단전은 7일에서부터 15일까지의 일정한 기간 속에서 반응이 나타나지만, 신기통은 대부분이 즉석 에서 효력이 나타나므로, 신기통의 병행은 이러한 효력의 시기적 조화를 이룰 수 있다.

9. 신기통은 즉석에서 반응이 나타나기 때문에 대중의 공감대를 금방 형성할 수 있으므로, 대중적으로 보급하기 좋다는 이점이 있으며, 이러한 계기를 바탕으로 하여 하단전과 병행하면 모든 사람들을 완성의 세계로 유도하는 결정적인 계기가 된다.

10. 신기통은 남에게 기를 넣어주는 방법이 수월하므로, 골수를 바탕으로 생체 에너지를 축적시키는 하단전과의 병행은 결과적으로 강력한 생체 에너지를 손쉽게 상대에게 넣어주는 역할을 한다는 이점이 있다.

11. 하단전을 하면서도 생각은 할 수 있기 때문에, 하단전과 신기통 을 동시에 병행할 수 있는 경우가 있는

데, 이 때는 동시에 두 가지 차원의 생체 에너지를 축적시킬 수 있다. 그러나 경우에 따라서는 동시에 병행할 수 없는 경우가 있는데, 이 때는 한 가지만 행공해야 한다.

물론 이 외에도 하단전과 신기통을 병행할 때의 이점은 많이 있다,

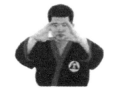

신기통 수련 방법

전술한 스트레칭을 한 다음 조신에서 직립식, 좌식, 무릎 꿇기식, 와식의 자세 외에 자기가 하고픈 자세를 갖추었으면 몸 전체의 오른쪽과 왼쪽, 앞과 뒤가 균형을 이루어야 한다.

몸무게의 중심은 언제나 한가운데 두어야 하며 어느 한쪽으로 기울거나 높낮이가 있어서는 안 된다. 머리는 너무 앞으로 숙여서도 안 되고, 턱을 쳐들어올려도 안 된다. 백회(百會)라는 정수리의 경혈과 귀를 연결하는 선이 수직을 이루어야 한다. 머리를 떠받치는 목의 근육, 특히 목의 좌우 측면의 근육이 긴장해서도 안 된다.

우선 몇 미터 전방의 한 점을 수평으로 응시하고 이어서 그 점이 자기에게 가깝게 다가온다고 상상한다. 시선이 그 접근에 따라 천천히 눈으로 되돌아오면 발을 드리우듯이 눈꺼풀을 닫는다. 눈꺼풀을 다 닫는 것이 아니고, 한 줄기 미미한 외광이 흘러들어올 정도로, 또는 코끝이 어렴풋이 보일 정도로 가늘게 뜨는 것이다. 눈을 크게 뜨면 정신이 산란해진다. 아주 감으면 졸리거나, 잠들기 쉬우며 몸이 기울어진다. 어금니를 꽉 물거나 입술에 힘을 주어서는 안 된다. 가볍게 다물고 보일 듯 말 듯 미소짓기를 잊지 말아야 한

183

다. 얼굴 근육을 이완시켜 온화한 표정을 지으면 자연히 마음도 평화로와진다. 혀끝을 위턱에 찰싹 달라붙게 하지 말고 가볍게 갖다 대야 한다. 대었는지, 의식하지 않는지 모를 정도가 좋으며, 경우에 따라서는 호흡에 맞추어 혀끝을 떼었다 붙였다 하는 공법도 있는데 이 방법은 타액(침) 분비를 증가시키기 위함이다. 기공에서는 타액을 금진(金津)이니 옥액(玉液)이니 하면서 매우 중요시한다.

어깨는 힘을 빼고 밑으로 가라앉혀야 한다. 팔은 축 늘어 뜨려야 한다. 팔과 겨드랑이 밑에 공간을 두어야 하고 팔을 몸통에 밀착시켜서는 안 된다. 밀착시키면 어깨가 올라간다. 그러면 마음도 긴장이 된다.

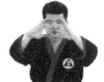

 손목을 아래나 위로 돌려서는 안 되고 손가락은 자연
스럽게 펴도록 한다. 그리고 가슴 근육을 자연스럽게
이완시키면 양 어깨 끝이 약간 앞으로 오므려진 것같
이 되어 등의 좌우 견갑골 사이가 충분히 펼쳐진다.
등을 너무 구부정하게 굽혀서도 안 된다. 가슴을 너무
펴면 등 쪽의 좌우 견갑골 사이가 좁아지면서 어깨가
올라가 호흡하기가 어려워진다.

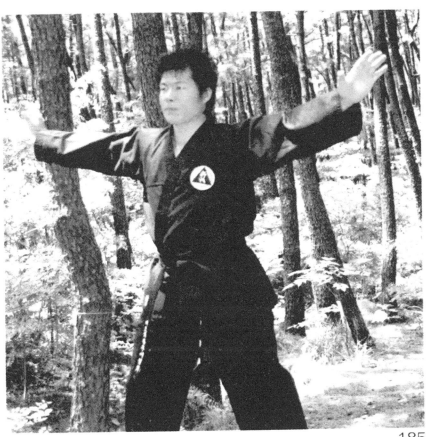

첫째 머리끝의 방송→ 안면 방송 →어깨의 방송→ 위팔의 방송→ 팔의 방송→ 손목 방송→ 손바닥 방송→ 손끝 방송 이어서 다시 머리의 방송→ 가슴의 방송→ 등 가운데의 방송→ 복부와 허리의 방송→ 사타구니 방송→ 허벅지 방송→ 무릎관절의 방송→ 정강이의 방송→ 발목의 방송→ 발바닥의 방송→ 발끝의 방송 순으로 처음의 백회로 우주의 기(氣)가 구름처럼 몰려 들어와 혈류를 통해서 전술한 순서로 스며들어 흐르고 있다고, 마음 속으로 묵묵히 상상하는 것이다. 이상의 방송 과정을 1회 했는데도 불충분하면 2회 이상 방송을 되풀이해도 된다.

*방송: 방송이란 힘을 빼고 긴장을 푼다는 뜻이다. 머리끝에서 발끝까지 신체 각 부위의 근육 관절을 완전히 이완시키고 그 정신적 긴장도 함께 푸는 것을 말한다.

이상과 같이 방송을 유도했으면 마음 속에 있는 일체의 조급함을 없애 버린다. 그런 다음 생체 에너지의 존재에 대하여 생각한다. 즉 인간이나 우주는 본질적으로 생체 에너지의 작용에 의해서 작용한다고 생각하는 것이다.

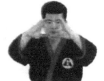

방송 순서

방송유도 1

머리끝→ 안면
→ 어깨 →
윗팔→ 팔 → 손
목 → 손바닥 →
손거력끝

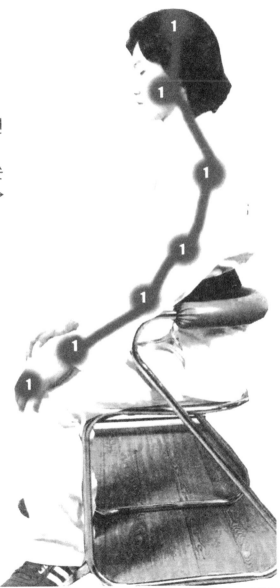

방송의 유도 2

머리→ 가슴과 등→배와 허리→ 사타구니→ 허벅지→슾관절→ 정강이→ 종아리→ 발목→ 발바닥→발가락끝

그런 다음 인체에는 정과 기와 신이 존재하고, 그리고 그것은 경락의 작용과 연계되어 있다는 생각을 한다. 이상과 같은 생각을 하고 나면, 곧 이어 우주의 생체 에너지를 인간과 직접적으로 연결시키는 자리가 곧 정수리에 있는 백회라고 생각한다. 물론 백회뿐만 아니라 전신의 기공이 우주의 생체 에너지와 교류하고 있기는 하지만, 백회가 우주와 직결되어 있다는 생각을 하면서 천, 지, 인, 도 를 소리내어 외우거나 아니면 소리가 안 나게 입 속으로 외워도 된다. 그리고 더 좋은 방법은 아예 소리를 내지 않고 천 지 인도를 생각만 하는 것이다.

연공의 하루 시간과 회수는 초보자는 하루에 1회 40분에서 50 분 동안 하는 것이 바람직하다.

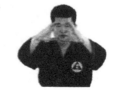

수련후 마무리 수공법

명상(정공)이 끝나면 언제나 마음 속으로 연공을 끝
내겠다는 마음을 먹고 서서히 눈을 뜨고 조심스럽게
손을 움직여 얼굴과 머리 등의 긴장과 경직되어 있는
혈과 근육을 풀어주어야 한다. 그런 다음 전술한 스트
레칭으로 온몸을 풀어준다.

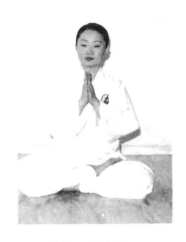

1. 연공이 끝나
면 양 손을 모아
어굴을 상하 36
회 문지른다.

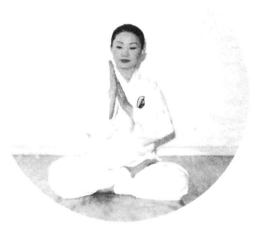

2. 양 손바닥이 따
듯한 열기를 느낄
수 있을 것이다.

189

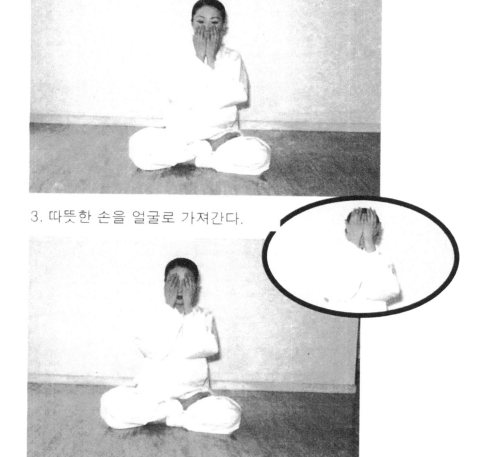

3. 따뜻한 손을 얼굴로 가져간다.

4. 상하 좌우 등 얼굴 전체를 36회 문질러 준다. 명상 중 경직된 근육과 혈관을 이완시키는 작업이다.

  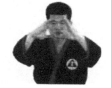

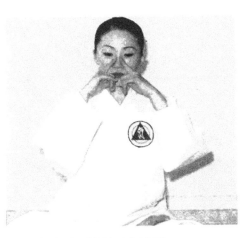
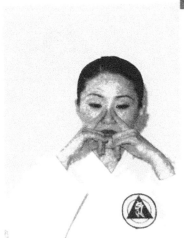

5. 이어서 안면 마사지가 되었으면 양 검지 손가락을 그림과 같이 콧등으로 가져간다. 36회 상하로 문지른다. 기관지, 폐 등이 좋아진다.

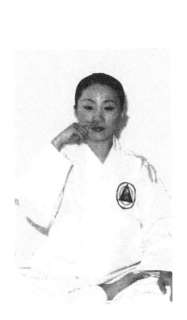
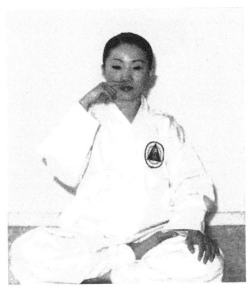

6. 이어서 인중을 좌우로 36회 문지른다.

191

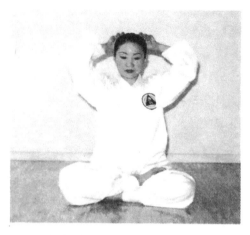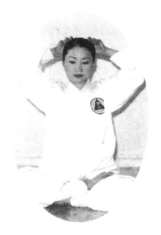

7. 이어서 양 손가락을 그림과 같이 가져가 갈퀴로 긁듯이 이마에서부터 귀밑까지 훑어 내려간다.

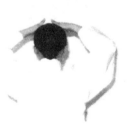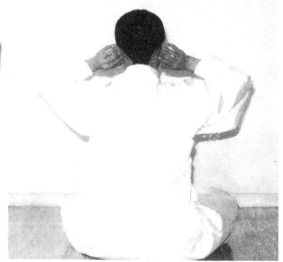

8. 뒷모습이다. 뒤로 넘겨 끝에서는 귀끝을 강하게 친다. 이렇게 36회 반복해서 실시.

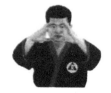

192

의념으로 혈압 아래로 내리기

우리의 인체는 자연의 법칙에 따라 위가 차겁고 가벼우며 아래가 따뜻하고 튼튼해야 한다. 그러나 오늘날 우리를의 몸은 누적되는 피로, 불규칙적인 심리활동, 정화되지못한 몸 조절, 호흡조절, 마음조절등 으로 인하여 변화되고 있다.

지구상의 가장 윗부분인 북극은 다른 곳과는 달리 항상 춥고 대체적으로 온도의 변화가 크지않다. 왜냐 하면 겨울에는 태양의 직사광선이 남쪽으로 이동하여 표면에는 열이 적고, 밀도가 찬 공기가 내려와서 대기층도 위에 열이 있고 아래가 차서 북극의 온도는 크게 변화지 않기 때문이다.

이러한 자연의 법칙에 순응하지 않고, 인체내에 많은 생리적 변화를 초래하여 기가 순통치 못하여 막히며 위가 뜨겁고 아래는 차다. 이렇게 기가 인체의 윗부분에 많이 쌓여 아래로 내려오지 않아서 고혈압, 뇌졸증 등의 여러가지 질병이 오게된다.

의념으로 혈압을 내리는 기공법을 열거한다.

1, 자세

온몸의긴장을 풀고 아주 부드럽고 편안한 자세를 취한다.자세는 아래에서 누워서, 앉아서, 아니면 서서 등 자기가 편한 것을 선택하면 된다.

직립공/ 서서 연공하는 방법으로 이외도 많이 있다.

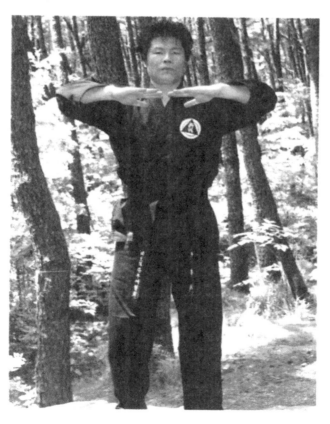

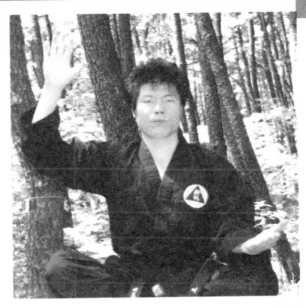

좌공법/ 앉아서 연공하는 방법으로 이외도 많이 있다.

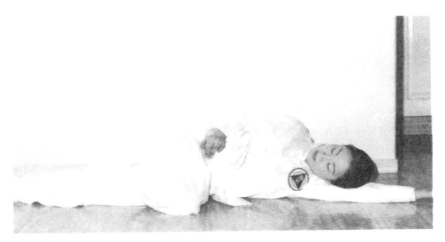

와식공/ 누워서 연공하는 방법으로 이외도 많이 있다.

195

2, 의념

처음의 백회로 우주의 기(氣)가 구름처럼 몰려 들어와 혈류를 통해서 첫째 머리끝의 방송→ 안면 방송 → 어깨의 방송→ 위팔의 방송→ 팔의 방송→ 손목 방송 → 손바닥 방송→ 손끝 방송 이어서 다시 머리의 방송 → 가슴의 방송→ 등 가운데의 방송→ 복부와 허리의 방송→ 사타구니 방송→ 허벅지 방송→ 무릎관절의 방송→ 정강이의 방송→ 발목의 방송→ 발바닥의 방송→ 발끝으로 흐르고 있다고 마음 속으로 묵묵히상 상하는 것이다. 이러게 1회를 아니면 2회를 성심성의 껏 한다음, 전술한 화랑선공의 천디통 수련을 10 - 20분 수련한다. 수련중에 백회로 하늘의 천기, 땅의 지기. 자연의 기둥이 자신의 머리(백회)로 몰려들어와 온몸의 폐기 를 위에서 부터 아래로 쓸어내려, 발바닥 용천혈로 빠져 나가고 있다고 의념을 두고 수련한다.

3, 마무리자세

수련이 끝나면 전술한 마무리 자세로 마감한다. 이렇게 매일 20분씩 연공하면 큰 효과를 볼것이다.

■ **저자 안상원** ■

- 1994 대전대 한의대 졸업(7기)한의사 면허 취득
- 1995 대한 추나학회 (2기)
- 1996 한의학 석사, 일산 서광한의원 원장
- 1999 한의학 박사
- 2002 국립 암센터 최고 연구자 과정 수료(4기)
- 2006 서울 청담인 한의원 대표원장
- 2007~2013 대전대학교 한의과대학 겸임교수
- 2013 부띠크 모나코 청담인 한의원 원장

새로운 관리방법으로
고혈압 퇴치하기

2022년 7월 5일 인쇄
2022년 7월 10일 발행

저 자 안상원
발행인 김현호
발행처 법문북스(일문판)
공급처 법률미디어

주소 서울 구로구 경인로 54길4(구로동 636-62)
전화 02)2636-2911~2, **팩스** 02)2636-3012
홈페이지 www.lawb.co.kr

등록일자 1979년 8월 27일
등록번호 제5-22호

ISBN 979-11-92369-18-1 (03510)

정가 18,000원

┃역자와의 협약으로 인지는 생략합니다.
┃파본은 교환해 드립니다.
┃이 책의 내용을 무단으로 전재 또는 복제할 경우 저작권법 제136조에 의해 5년 이하의 징역 또는 5,000만원 이하의 벌금에 처하거나 이를 병과할 수 있습니다.

이 도서의 국립중앙도서관 출판예정도서목록(CIP)은 서지정보유통지원시스템 홈페이지(http://seoji.nl.go.kr)와 국가자료종합목록 구축시스템(http://kolis-net.nl.go.kr)에서 이용하실 수 있습니다.

법률서적 명리학서적 외국어서적 서예·한방서적 등

최고의 인터넷 서점으로

각종 명품서적만을 제공합니다

각종 명품서적과 신간서적도 보시고

법률 · 한방 · 서예 등 정보도

얻으실 수 있는

핵심법률서적 종합 사이트

www.lawb.co.kr

(모든 신간서적 특별공급)

대표전화 (02) 2636 - 2911